医師免許取得後の
自分を輝かせる
働き方
キャリア

15のキャリアストーリーからみえる、
しなやかな医師人生のヒント

GRAB A CHANCE MAKES YOUR CAREER BRIGHTER AS A DOCTOR
YUI SONODA

―― 編 ――

園田 唯

呼吸器専門医　総合内科専門医
医療事典MEDLEY監修医師

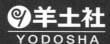

羊土社
YODOSHA

推薦のことば

　時代で語ると嫌われますが、私が医師になった23年前にはいわゆる医局への入局をせずに医師としてのキャリアを開始することは一般的ではなく、その決断をするにはたいへんな勇気が必要でした。その際には、医師のキャリアメイキングについて書かれたさまざまな書籍を入手し、読み、時には筆者の先生に会いに行って直接にお話をうかがうなどしたことを覚えています。自分自身相当に悩んだ時期のことなのでその過程はよく覚えています。そのときに読んだ書籍のいくつかは、まだ私の書庫に収まっています。

　そのときにいただいた助言の有り難みはいつまでも忘れるものではありません。時が経てばその意味がやっとわかるようになったことも多々あります。このような経験もあって、若者の進路相談は努めて受けるようにしています。

　私の立場は変わり、若者を指導する立場になりました。感じるのは、医師としてのキャリアの積み方の多様性が増しているということです。出身大学に残るかどうかにはじまり、後期研修をどうするか、さらに専門性を高めるためにはどうすればよいか、学位はいつ取るべきか、海外留学はすべきかどうか、医師としてある程度一人前となったら独立するのか、研究するのか、都市部で働くか地域で働くか、行政に入るのか、行政に入るのも国際公務員のような形で入るのか、あるいは専門性を武器として企業に入って力を発揮するのか……その選択肢の幅を羨ましく思いますが、一方でこれだけ多様なキャリアパスをどのように選んでいくかを考えることに要する気力は、並大抵のものではないだろうと思います。大変なはずです。

　そこで先輩の示してくれる道はやはり参考になるものです。具体例があれば考えることができます。お説教がましくなく、自分のやっていることと、そこにどう考えてたどり着いたかを淡淡と示す。そうした内容は常に求められているものだと思います。本書は、そのように迷いに迷っている医学生や医師の方々に大いに参考になることでしょう。

国立国際医療研究センター 国際感染症センター長

大曲貴夫

はじめに

　医師の世界は独特です。よく言えば多様性ですが、ともすれば不思議なことがまかり通ったりすることも少なくありません。一方で、ちょっと風変わりなことをする人であっても、いざ医療の現場で仕事となるとスイッチが入るのを何度もみました。なかには自分の職場には努力しない人も仕事をしない人もいると思われる先生もいるかもしれませんが、大半の医師は医療に真摯であると思っています。そして、この現象の根底には組織の力の影響も少なからずあると私は感じています。

　かつては病院や大学という組織によってコントロールされている色合いが強かった医師ですが、今やマッチすればどこの病院でも働けますし、官公庁や企業で働く人も増えています。もしかしたら数年後にはもっと選択肢が広がっているかもしれません。そのくらい、医療を取り巻く環境は目まぐるしく動いています。

　そんな自由の時代を生きていく医師はラッキーなのでしょうか。いえ、一概にそうとは言い切れません。選択肢が広がるぶん、働き方や実力の培い方がものを言ってくる可能性が高いからです。つまり、医師としてのキャリアをきちんと計画していく人が有利になってくるのです。

　本書では医師人生における経験談を中心に、先輩たちの悩みの先にどんな決断が下されてきたのかがわかるように構成しています。自分に照らし合わせながら読み込んでもよいですし、なんとなくの参考意見として読み下していっても問題ありません。選択肢に悩む先生、あるいは今の仕事にやりがいを感じつつもふと疑問が頭をよぎる先生にとって何かしら参考になるはずです。実際、他の先生のストーリーを読んだ私は若い頃の自分に読ませてみたいと思いました。

　本書が何かしらみなさんの力になれば幸いです。

2020年6月

園田　唯

医師免許取得後の
自分を輝かせる働き方（キャリア）

15のキャリアストーリーからみえる、しなやかな医師人生のヒント

キャリアストーリー編　15人15色のキャリア

総論編

執筆者一覧

編 集

園田　唯　　株式会社メドレー

執 筆 (五十音順)

伊東直哉	愛知県がんセンター感染症内科
小田原裕子	福岡赤十字病院放射線科
上山伸也	倉敷中央病院臨床検査・感染症科
岸野　愛	東京ベイ・浦安市川医療センター小児科
木村奈津子	新東京病院耳鼻咽喉科/栄耳鼻咽喉科クリニック
具　芳明	国立国際医療研究センター病院AMR臨床リファレンスセンター
倉井華子	静岡県立静岡がんセンター感染症内科
齋木　寛	株式会社メドレー
佐々木秀悟	埼玉医科大学病院総合診療内科
佐々木貴紀	慶應義塾大学医学部リウマチ膠原病内科
佐藤達也	東京大学医学部附属病院消化器内科
清水貴徳	株式会社メドレー/錦糸町内科ハートクリニック
志水太郎	獨協医科大学病院総合診療科
杉野美緒	慶應義塾大学医学部
園田　唯	株式会社メドレー
中澤　巧	株式会社メドレー
本田泰教	株式会社OPExPARK
宮部　彰	河北総合病院循環器内科
山本はる	順天堂大学医学部
吉川充浩	西福岡病院呼吸器内科

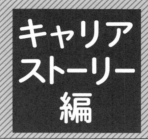

キャリア
ストーリー
編

15人15色のキャリア

Dr. YOSHIKAWA Mitsuhiro

Dr. MIYABE Akira

Dr. KISHINO Ai

Dr. SHIMIZU Takanori

Dr. ITOH Naoya

Dr. SASAKI Shugo

Dr. SASAKI Takanori

Dr. SATO Tatsuya

Dr. KAMIYAMA Shinya

Dr. GU Yoshiaki

Dr. KURAI Hanako

Dr. SHIMIZU Taro

Dr. HONDA Yasunori

Dr. SAIKI Hiroshi

Dr. SONODA Yui

はじめに：自分なりの キャリアの見つけ方

園田　唯

　医師のキャリアプランを考えるうえで使えるのが、こうなりたいなというセルフイメージから因数分解するやり方です。とはいえ、まだ学年・年次の若いうちは簡単にイメージが浮かばないかもしれません。むしろそういった読者のほうが多いでしょう。そんなときに便利なのが、先輩の姿を拝借するやり方です。単純にこの先輩のようになりたいなと思える人の背中を追いかけるやり方です。実際にその人からストーリーを聞くことができたら、きっと何か浮かんでくるものがあるかもしれません（逆に、こうはなりたくないなという引き算の考え方もアリです）。

　キャリアストーリー編では、先人たちが自分のキャリアの何について悩み、どうやってそれを乗り越えてきたのかについて、事実を根幹に置きつつ、述べていきます。読んでみると、「そんな視座の高い考え方をしていたんだ」と思うものもあれば、「なんだ、あの先輩医師も自分と同じような悩みを抱えてもがいていたんだ」と思うものもあるかもしれません。でもそれが先輩たちのリアルストーリーです。おそらくどんな優秀な先輩医師であっても（一部のスーパーマンを除く）、みなさんと同じように葛藤し試行錯誤し成長してきたはずなのです。

　キャリアを考えるうえでは一つの考え方に固執する必要は全くないので、まずは複数のストーリーを読んで、同感したり感銘を受けたりしたものの要素をピックアップしてみてください。きっと何かが開けてくるはずです。

ハッシュタグ別目次

キャリアストーリー編では、各医師のキャリアをハッシュタグ（＃）で表し、奇数ページ右端のインデックスに載せています。
ここではハッシュタグをタグ別にまとめて目次としました。ご自身の興味に合ったキャリアストーリー探しにぜひご活用ください。

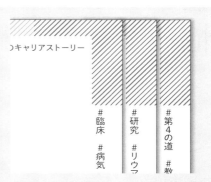

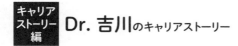

悩み多きアウトロー医師人生

体調や家庭を大事にしながら、**市中病院**で**臨床**に携わっています

Dr. 吉川充浩　YOSHIKAWA Mitsuhiro

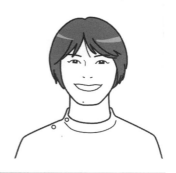

東京大学医学部入学。東京大学医学部附属病院（以下、東大病院）で1年内科研修の後、国立国際医療センターで1年研修。その間、耳の病気を発症し、進路に悩む。東京都リハビリテーション病院でリハビリを研鑽。社会保険中央総合病院で3年しごかれ、呼吸器内科の基礎を叩き込まれる。東大病院で1年間、研修医指導（中ベン）。河北総合病院で4年強、臨床＋研修医指導。東大病院で1年弱、研修医指導（オーベン）。社会保険中央総合病院に戻り2年間過ごす。耳の病気が再発し、悩んだあげく福岡へ移住、西福岡病院で臨床に携わっている。

入学	東京大学医学部
医師免許取得	
卒後1年目	東京大学医学部附属病院
卒後2年目	国立国際医療センター
	➡耳の病気発症
卒後3年目	東京都リハビリテーション病院
卒後4年目	社会保険中央総合病院
	➡Clinician Educator になることを誓う
卒後7年目	東大病院呼吸器内科 中ベン
卒後8年目	河北総合病院呼吸器内科
卒後12年目	東大病院呼吸器内科 オーベン
卒後13年目	社会保険中央総合病院
	➡耳の病気再発。Clinician を続けることを最優先とする
卒後15年目	西福岡病院
現在	

理想の医師像をめざして

　ぼくにはロールモデルがいません。初っ端から問題発言ですね（笑）。先輩、同僚、後輩には、尊敬する人はたくさんいます。しかし、ぼくがめざしている医師像にぴったり当てはまる人はいないのです。ぼくがめざしているのは「自分が患者だったら、こんな医師に診てもらいたい、寄り添ってもらいたい」というまったくもって個人的な偶像なのです。それは20年以上ほとんどぶれることがありません。その幻を追って、これまで医師として務めてきたし、これからもキャリアの終わりまでやっていくでしょう。

　個人的な偶像でありながら、なかなか汎用性のあるアイドル像なんじゃないかと、20年医師をやってきて感じています。今日は偶像に少し近づけたかなぁと感じたときには、患者さんの顔が輝くのがわかりますからね。ただ、その道は険しく、2合目・3合目あたりでタイムアップになってしまうのではないかと危惧しています。

医学生の頃

　大学に入りたての頃、ぼくは研究と臨床とを両方やりたいと考えていました。『からだの設計図─プラナリアからヒトまで』（岡田節人/著、岩波新書、1994）は、これまで読んだ岩波新書のなかで最も興奮したものです。臨床のどの分野に進むにしても、研究するなら発生学・再生医療！と心に決めていました。それを皮切りに発生学を勉強しているうちに（眉につばしてくださいね）幹細胞を簡単につくり出すことができれば劇的な世界が開けると思っていました。素人の夢想ですね。10年以上してiPS細胞の話を聞いたときには、体

に電気が走るほどの感動を味わいました。

臨床に関しては、医学部の6年生に至るまでずっと小児科志望でした。単純に子どもが好きなことと、細分化されずにジェネラルに診られることが魅力でした。病院見学はすべて小児科です。一生結婚せずに、患者である子どもたちを自分の子どものように慈しみたい。本気でそう思っていました。

2つの転換点

臨床実習の最後は、内科と外科が続いていました。実習中に出会った大人の患者さんたちと、長い時間お話ししました。日を追うにつれ、病気以外のこと、つまり、彼らの生い立ち、大事にしているもの、家族に言えない思いなどを一学生に語ってくれるようになりました。一人の患者さんはこう言いました。

「君と出会えてよかった。何ともないふりをしているけど、心のなかは乱れまくっているんだよ（笑）。君と話せて心が軽くなったよ。もうちょっと頑張ってみようと思えたよ」

そんな患者さんたちと軽重さまざまな言葉をやりとりしているうちに、自分が本当に診たいのは大人の患者さんなんじゃないか？との思いが日々強くなっていったのです。

大学5、6年の夏休みのボランティアも人生の転換点となりました。浅草の福祉作業所でダウン症や自閉症の方たちと一緒に過ごし、一人暮らしのおじいちゃん・おばあちゃんへ弁当を宅配しました。弁当宅配で居間にあがり、時間が許すかぎり間近でウンウンうなずきながら話を聴いているうちに、ぼくは実は人間が好きなんだ、言葉を柔らかく受け取るマシュマロみたいな存在でいたいんだ、と、その心地よさに気づいたのです。聴く人生のはじまりです。ぼくの

医師人生の原点です。

◆ ギリギリまで迷った末の決断

当時、進みたい科の志望を3つまで提出することになっていました。初志貫徹！との思いで、①小児科、②内科、③耳鼻咽喉科としました。それは確か金曜日だったと思います。週末はほとんど眠れず、これでいいのか？ 自分のしたいことをお前は見つけたのではないのか？ 頭の中でディベートを何時間も行い、週明け（本当は変更不可なのですが）頭を下げて、①と②を入れ替えてもらいました。それでよかったと今でも思います。先ほどの患者さんは、その後自らの命を絶ったと聞きました。その患者さんの表情・声色を今も覚えています。その方から課せられた宿題を、一生をかけて解いていこうと密かに決心しました。

ギネスブック級という自負をもって

医師になってから、自慢できることはほとんどありません。ただ、1個だけギネスブックに載せられるんじゃないかと自負していることがあります。それは、研修医1年目のときの「ベッドサイドにいた時間」です。ずっと診察していたわけではありません。ほとんどおしゃべりしていたんです。カルテは毎日消灯時間後に書きはじめます。帰宅は1時過ぎ、起床は6時前でした（採血が下手だったから、誰よりも早く行かねばならなかったのです）。同期の研修医がこう評してくれました。

「吉川君は記録には残らないけど、確実に患者さんの記憶には残るね」。

最高の褒め言葉です。

◆ 呼吸器内科との出合い

　1年間の東大病院での内科ローテーションを終え（当時はスーパーローテーションではありませんでした）、何となく循環器内科に一番惹かれました。数人の同僚に「もっとアグレッシブな体育会系が行くところだよ」と忠言されて、自分でも何となく合わない感じがしていながら。

　2年目は国立国際医療センター（現 国立国際医療研究センター病院）です。真っ先に回った循環器内科は「何か違う」と思いました。若かった自分にとって、頭と体をハイスピードで動かすこの領域はエキサイティングでしたが、「じっくり向き合う」ことを中心に据えたかった自分には不向きに思えたのです。

　ちょうどそのとき、呼吸器内科と出会いました。実は、1年目では呼吸器内科と血液内科はローテーションしませんでした。自分にはがん患者さんと向き合える度量がないと思えたからです。逃げていたんですね。国立国際医療センターでは呼吸器内科が花形で、ローテーションが必須でした。そこで魅力的な指導医・レジデントたちに出会ったのです。ぼくの指導医は朝、院内のカフェでときどき食事をおごってくれました。そして「ちょっと失礼」と電話に向かうと、手帳を開きながら幾人かに電話をかけていました。「在宅酸素をしている一人暮らしの患者さん」への電話でした。この人には到底及べない。しかし、この人の後ろ姿を目に焼き付けて自分を奮い立たせよう。そう思いました。超急性期から超慢性期まで多彩であり、息苦しさと闘う患者に寄り添い、共闘する。呼吸器内科に魅力を感じました。

それは突然やってきた

しかし同時に、自分の医師人生を左右する一大事が起きたのです。階段をタンタンタンと人一倍速く降りられる特技をもっていたぼくは、その日も超絶速度で駆け下りていました。そのとき、今まで体験したことのないようなめまいに襲われ、真っ逆さまに落ちそうになりました。辛うじて片手で手すりをつかみ、助かりました。難聴も併発し、休んでいても改善せず、上司に相談、耳鼻咽喉科を受診しました。「突発性難聴」と診断され、即入院となりました。ステロイドの点滴でその日のうちに改善し、1週間程度で退院。しかし、ステロイド漸減中に開いた快気祝いで再発。ステロイドを増量して改善するも、また再発・再入院。最終診断は「遅発性内リンパ水腫」でした。

◆ 遅発性内リンパ水腫との戦い

これは、ムンプス難聴などの一側性の高度難聴発症から平均22年後に、同側ないし対側の耳に起きる内リンパ水腫で、変動するめまい症状が起きるものです。ぼくは4歳でムンプス難聴に罹患していたので、まさに定説通りです。健側の難聴も起きていたので対側型です。ステロイドを増量され、半年以上かけてゆっくり減量されていきました。症状に波はありましたが、徐々に安定していきました。このとき、主治医に言われた一言がその後ずっと脳裏から離れませんでした。曰く、

「次にぶり返したら、内科はもう無理かもね」。

この病気に関する国内外の論文は、入手できるものはすべて読みました。再燃の因子に、過労と飲酒と書かれたものがありました。医師であるからには過労は避けられないだろう。ならば、飲酒は断とう。以後、飲酒は数年に1回のみです。2年目の研修最後の発表会

では、自分をテーマにした「とつなん日記」というタイトルでプレゼンし、特別賞をいただいたのもいい思い出です。肺結核で担当していた若年女性に、退院後の外来で「吉川先生！」とよばれ振り返ったら、「人違いでした」と去っていかれたのも今では笑い話です（体重が十数kg増え、ムーンフェイスになっていました）。

後期研修先

◆ リハビリの奥深さに気づく

病前は「呼吸器内科に進む！」と決心していましたが、前述の主治医の言葉もあり悩みました。悶々と悩む入院中、周りの患者さんたちを観察していて気づいたことがありました。リハビリのときに一番表情が輝き、最も本音を語るのです。学生時代にはほんのちょっとしか学ばなかったリハビリは、実はとんでもなく奥深いものなのでは？ リハビリの書物を数冊読んだところ、自分が追い求める理念がそこにありました。

3年目の進路を決める時期になりました。東大の呼吸器内科助教授に「自分は呼吸器内科に進みたいが、呼吸器内科に籍を置いたままリハビリの勉強もしたい」と申し出ました。図々しいですね。助教授は「リハビリの教授はよく知っているから話しておいてあげよう」と理解を示してくださり、リハビリテーション部の教授は「それは無理だけど、まずはリハビリに籍を置きやってみなさい。それからどっちに行くか決めるのでもいいだろう」とおっしゃいました。お二人の懐の深さに深く感謝しながら、厚意に甘えさせてもらうこととしました。

東大病院で2ヵ月間手ほどきを受けた後、東京都リハビリテーショ

ン病院で9ヵ月間過ごしました。優秀なセラピストたちに体の生か
し方を学び、嘆息する日々でした。実に深いのです。これはセラピ
ストにならないかぎり追いつけないなぁと感じました。患者さんに
じっくりと向き合えた点はよかったのですが、若い自分にはのんび
りすぎるようにも思えました。嚥下リハを専門にしたいという気持
ちに未練を感じつつ、それを上回る強い気持ちが、呼吸器内科へと
自分を向かわせたのです。

◆ いざ、市中病院の呼吸器内科へ

　呼吸器内科の医局長に3つの病院を提示されました。自分の希望
は「スタッフが少なくて、忙しい病院」でした。社会保険中央総合
病院（現 東京山手メディカルセンター）に決まり、生活が一変しま
した。4年目になっていましたが、中心静脈カテーテルの入れ方も
カテコラミンの調製法もわからず、2年目の研修医たちに教えても
らいました。カンファではボコボコ・ボロボロにされながらも、受
験勉強以上に勉強しました。最初の人工呼吸患者さんを受け持った
ときは、1週間で5冊の人工呼吸管理の本を読みました。35歳まで
は、平日は平均3時間の睡眠でした。厳しい指導医と優しい指導医
の指導を3年間受け、何とか研修医にも指導できるようになってい
きました。だいたいのことができるということは自信にもなりまし
たが、同時に、自分のできないことが浮き彫りにされました。プロ
とは何か？ 自問した自分にブーメランのように答えが跳ね返ってき
ました。

　「Peer Review に耐えられること」。

　つまり、今いる病院の仲間内で認められるだけではなくて、全国
のどの病院でもやっていける力がある、と、その道のプロから認め
られることです。

　1年間いるつもりが、いつの間にか3年となりました。その病院に
骨を埋めようと一度は決心しました。しかし、こんな思いがもたげ

てきたのです。「自分はここのLocal Standardには慣れてきたし、しかも優れていると思っている。しかしGlobal Standardにも触れるべきじゃないのか？違った環境で揉まれるべきじゃないのか？」迷いに迷った揚げ句、大学病院に戻ることにしました。

さまざまなタイプの病院での研鑽

◆ 大学病院に戻って

大学病院は、市中病院と比べて驚くほど人数が多く、そのぶん、個人の責任が薄まります。患者さんとの距離が遠く感じられるのが少し残念でした。しかし、大学病院はまさに標準的な治療を瑕疵なく行う病院でした。複数の関連病院のLocal Standardsを見聞きし、自分の立ち位置を相対化することができたのは大きな収穫でした。

大学入学時に希望した通り大学院に進むつもりで、願書も出したし、過去問も買いました。しかし、またもや悩みだしたのです。臨床と研究を両立させていけるだろうか。それまでの短い経験からも、臨床から1年も2年も離れたら勘を取り戻すのに長年を要し、臨床医としての成長が滞るだろうことが明らかでした。——自分はウサギにはなれない。他人とはちょっと違う道を通る、少し速足のカメなんだろう。しかも、みんながめざす頂とは別の目標をめざしている。肩書やポジションには興味がない。世間からしたらアウトローだが、自分からしたら唯一の正統だ——。悩みは消え、大学院は受験せず、上司をびっくりさせてしまったのでした。さらに、自分で次の行き先（関連病院ではない）を見つけ、アプライし、さらに上司を驚かせてしまったのです。

◆ 市中病院で臨床スキルを磨く

河北総合病院に来たときには、8年目となっていました。3年の研

修コースがユニークなその病院でカルチャーショックを受けます。はじめての当直の日、腹痛患者さんを診た3年目の研修医が顔色も変えずに「エコーで虫垂が腫れています。外科当直を呼びます」と報告してきました。今では普通かもしれませんが、当時のぼくにとっては衝撃的でした。とんでもないところに来てしまった。呼吸器内科だけやってる場合じゃない。救急車が次から次へと来るその病院で、研修医に負けないような、ジェネラルな力を身につけていかざるをえなかったのです。それは楽しい経験でした。研修医から次々と発せられる本質的な質問に鍛えられました。研修医以上に勉強し、涼しい顔をして教え、のくり返しです。Best Teacher Awardをいただいたときは、素直に嬉しかったですね。

◆ さらなる成長をめざし、大学病院、市中病院へ

4年半たった頃、大学より戻ってきてくれとの要請がありました。たくさんの患者さんを抱えていて無理だと思う反面、成長の壁をうすうすと感じていた時期でもありました。ステップアップするためには他流試合が必要だ。12年目の夏、大学に戻りました。

大学では若手の優秀さにいい刺激を受けました。大学に残るという選択肢もありましたが、やはりもっとフットワーク軽く、身近に患者さんたちと付き合っていきたいとの思いが強く、1年弱で社会保険中央総合病院に移りました。数年ぶりに接する上司がパワーアップしていることに衝撃を受けつつ、楽しく研修医教育をしていた矢先に、体がBreakdownをきたしました。再発です。

再発、そして

はじまりはベッドサイドの床頭台でした。患者さんを診察しようとしたら、激しいめまいがして、床頭台に顔面を打ち付けそうにな

りました。まっすぐ歩けない。午前中はいいのですが、午後に症状がじわりと出てきて、夕方から夜にかけてピークに達します。日中に耳鼻咽喉科の診察を受けてもはっきりせず、安定剤の内服を勧められます。駅までの道が恐怖でした。駅のプラットホームから転落しそうになったことが2回。帰宅後、活字を1行も読むことができないのが3ヵ月。読もうとすると、電車の窓から線路わきの景色を見ているように、活字が横方向に走っていきます。そのときの眼振を動画に撮り、耳鼻科の先生に「証拠」としてみせることができました。週末に家族と出かけようとしても、めまいのために一人帰宅することもありました。夜のタクシー代もかなりの額に達しました。

◆ めまいのなかでの決断

　2年目の症状と比べると、明らかに今回のほうが重い。再発したら云々、というのは脅しの言葉ではなかったのです。自分の部屋でめまいのために動けなくなりながら、今後とるべき道を考えました。もともと Clinician、Educator、Researcher のすべてになりたかった。その後、臨床への強いこだわりから、Clinician Educator の道をめざそうと思った。東京の病院で、後進の指導に当たりながら臨床にどっぷり浸かる日々を夢見ていた。しかし、自分の体調を勘案しながら「どう医師を続けていくのか」考えた結果、Sustainable Development を最優先すべきとの結論に至りました。

　譲れないものが2つありました。1つは Clinician としての道です。もう1つは家族です。週末は電動自転車の前後に息子たちを乗せ、歌いながら公園に出かけ、夜になると「病院に　パパを待ってる　ひとがいる」との句を詠み聞かせながら、回診に出かけていました。遠出をするときは早朝回診です。ディズニーランドのホテルで寝ていたら病院から呼び出され、一仕事をして、朝、子どもたちが起きる前にホテルに戻るという離れ業をしたこともありました。

◆ 臨床家と家庭人を両立するために

　根治できない病気をうまく抑えながら、臨床家と家庭人をどう両立していくのか。子どもたちの育っていく環境はどこにすべきか。自分と家族のために、妻の実家のある福岡へ転居することとしました。医師15年目の春です。

　福岡には何にもツテはありません。いくつかの病院にメールを送りましたが、いずれも「現在募集していません」との返事でした。医師転職支援サービスに介入を依頼することとしました。当初は盛りだくさんの要望を伝えていましたが、担当者のアドバイスを受け徐々にそぎ落としていきました。プロの仕事ぶりでした。戦場のように次から次へと患者さんが運び込まれる、いわば野戦病院に心が傾いていたのを軌道修正できたのは、「健康を維持しながら長く続けられることが大事です」とのメッセージをくり返しいただいたからです。

　現在の職場、西福岡病院では、専門的な技量を発揮できる場に恵まれながらも、東京時代と比べて仕事の負荷量は半分以下です。家族との時間をより多くとれるようになり、息子がもう1人増えました。めまいもだいぶ減りました。三叉神経痛というまた別の難敵が現れましたが、何とかしのいでいます。自分が思っていた20年目とはだいぶ違っていますし、予定していたレベルには及びません。しかし、紆余曲折を経ながらも、めざしている頂は変わらず、それに向かって歩いてきたのだなぁと感じています。他の人よりも頂は低いかもしれない。それでも、今歩んでいるこの山は、自分が慈しみ切り拓いてきたものなのです。

みなさんへのメッセージ

◆ メッセージその1

　　医師は「業界内の転職」ができます。ぼくも小児科志望→循環器
科志望→リハビリ→呼吸器内科とふらふらしてきました。進むべき
道との出合いは、そこに自分の志を見つけることです。志さえあれ
ば、納得いくまでふらふらしてもいいんじゃないですか。

◆ メッセージその2

　　**ぼくを支えてくれるのは家族・同僚だけではありません。そう、
患者さんたちがいます。**息苦しくて1週間以上しゃべらなかったお
じいちゃんが、ある日突然、両手をあげながら「吉川先生、バンザー
イ！」、その後、一言も発することなく数日後に永眠。反回神経麻痺
と悪性気道狭窄で息絶え絶えの患者さんの最期の言葉が「吉川先生
は最高の先生です」で家族も苦笑い。転勤時に「名医じゃなくて良
医をめざしてください」と涙と笑顔で送り出してくれた患者さん。
幼子を残しながら逝かねばならない思いを若い肺癌の患者さんから
ただひたすら聞いた1時間半……今でもときどき夢に出てきてくれ
ます。医師をやめるわけにはいかないのです。

　　彼らのためにも早く一人前になりたい、早く40歳になりたい、な
どと思っていました。40歳を過ぎた今は違う思いです。一人前の医
師なんていない、成長し続けることが医師の務めだと思っています。
努力が目にみえて現場に還元され、人のためになれる仕事は、他に
は思いつきません。今までの人生のなかで、今が一番勉強が楽しい
です。

◆ メッセージその3

今の医療を引っ張るのは、全体からみれば少数のオピニオンリーダーたちです。学会の重鎮、最先端を切り開くホープ、教え上手なClinician Educatorsたち。しかし、**今の医療を支えているのは彼らよりもむしろ、数多くの真摯な名もなきUnsung Heroesたちです。**前者に劣らず、いや、それ以上に、ぼくは後者のヒーローたちにエールを送りたい。医療は数知れぬ有名無名の医師たちが長年にわたって築いてきた石垣です。昔の名医よりも、今のぼくらのほうが遠くがみえるんです。小さいながらも、他とはちょっと違う光沢のある、そんな一つの石にぼくはなりたい。そんなひそやかな夢を白衣に忍ばせながら、今日もぼくだけのアイドルを追っかけています。

- 医師は「業界内の転職」ができる。とことん自分の志を見つけよう
- 支えてくれる家族・同僚、患者さんの存在を忘れずに、成長し続けよう
- 今の医療を支えているのは数多くの真摯な名もなきUnsung Heroesたち。自分の仕事に誇りをもとう

#臨床　#病気　#呼吸器内科　#市中病院

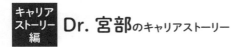
一つの市中病院にとどまる
循環器内科医のキャリア

> 市中病院で臨床に携わり続けています

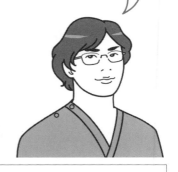

Dr. 宮部　彰　　　MIYABE Akira

千葉大学医学部医学科卒業。当初は千葉大学医学部付属病院もしくはその関連施設で研修を行い、専門を決めようと思っていたが、大学の先輩である園田 唯医師の勧めもあり、河北総合病院に初期研修医として就職。3年間の研修修了後、循環器内科を選択することを決める。国内において「循環器内科の聖地」の一つといえる小倉記念病院で半年間修行した後、河北総合病院へ戻る。以降、同病院で勤務を継続。医局には所属していない。

入学	**千葉大学医学部医学科**
医師免許取得 初期研修	**河北総合病院** ➡循環器内科を選択することを決める
後期研修	**河北総合病院** ➡他の医師の勧めで「循環器内科の聖地」の一つでの修行を決意
卒後4年目	**小倉記念病院** ・半年間勤め、循環器内科のスキルを高める
卒後4年目	**河北総合病院**
現在	

社会に出ることが不安でしかなかった学生時代

　私は学生のとき、そもそも何科をめざすのか明確ではありませんでした。授業を受ければ、膨大な情報を前に「医師になるにはこれすべて把握しないといけないのか」と戸惑いました。臨床実習を受ければ、実際の医療現場の大変さ・困難さを目の当たりにして、「自分は果たして医師としてやっていけるのか」ととても不安に思ったことを今でも覚えています。また、そういった不安のなかで、例えば「自分には長時間の手術や繊細な治療をやっていける自信はないな」とか「緊急での呼び出しが多いような科は厳しいかな」などと考えておりました。それなのに、気づいたら今は循環器内科医として日々汗を流しています。正直にいうと、学生のときには絶対にならないと思っていた科です。

　この本を読んでいる医学生の方が、もし将来に不安を感じているとしたら、その不安は働きはじめるまで、もしかしたらその先も完全に消し去ることは困難かもしれません。循環器内科医としてある程度スキルを確立した私自身も、学生時代とは内容の違いはあるものの、どのステージでも将来への不安を抱えてきました。

研修医時代の過ごし方

　特に、「どの病院で研修医として研鑽を積むとよいのか」という命題は、医学生の方にとって医師キャリアのなかで最初に直面する大きな悩みでしょう。結論からいわせていただくと、**期待した研修を確実に受けられる病院を選ぶことは不可能である**と私は考えています。見学の際には理想的に思えた現場であっても、状況は経時的に変化します。指導医を筆頭とした病院スタッフが変われば、研修の

内容は大きく影響を受けてしまいます。変わっていく環境に影響を受けながら、自分のキャリアに関する考えも変わっていくのです。

　研修内容が未来の環境に左右され、あまり予測できないのであれば、結局は**どういう研修を送ろうかという自分なりの心構えが最も大切**だと思います。

　私が「研修医時代にもう少しこうしたほうがよかったな」と今になって思うことはたくさん浮かんできます。例えば、若い頃の私は耳学問中心でしたので、教科書を精読する癖や論文検索する癖をつけるといった、能動的な学習習慣の獲得という点でもっと努力はできたのかなと思っています。逆に「こうしておいてよかったな」と思える部分をあげると、次の2点です。

①とにかくいろいろなことに首を突っ込むこと
②できるだけ多くの症例のカルテを開くこと

　①は急変対応を想像してもらえればわかりやすいと思います。自分の患者さんでなくても、そういった場面に遭遇すれば真っ先にかけつけ、上級医の指示に従い自分ができる範囲で協力する。こうした経験が臨機応変な対応力を培っていくものだと思います。

　②は、他の医師はどういった患者さんの情報からどんな疾患を疑い、どういう治療戦略を立てるのか、そしてどんな経過になっているかということを学ぶことができます。ここに文献やガイドラインではどうか、自分だったらどうするのかなどと考察を加えれば、なお自身の糧になることでしょう。もちろん、個人情報保護の観点から、むやみやたらと関係ない患者さんのカルテを開くことは許されません。例えば救急外来での初診対応後の経過など、自分がかかわった患者さんにとどめておくエチケットは必要です。

同じ病院にずっと勤務することのメリット・デメリット

　地域や選択する科によっては、医局に入らざるをえないこともあるかもしれません。私は医局には所属せず、都内市中病院でずっと勤務医をしています。2020年現在10年目になりますが、途中、半年間だけ他病院で勤務したものの、それ以外の期間は研修医から現在まで同じ病院で勤務しています。

　半年間だけ勤務した他病院とは、小倉記念病院という、国内では循環器内科における聖地の一つとよんでも差し支えない病院です。小倉記念病院から現在私が勤務している河北総合病院に異動になった医師がおり、その医師の勧めでした。

　こうした背景のある私のキャリアをもとに、「1つの病院で勤務し続けるメリット・デメリット」について述べたいと思います。

◆ 経験から感じるメリット

　同じ病院で長く勤務することの最大のメリットは、<u>同世代の医師よりも比較的早く専門の治療を任せてもらえること</u>です。当然、それまで真っ当に日々の業務を行ってきたことが前提ではありますが、上級医や他のスタッフから信頼を得ることができれば、早い段階から種々の治療を一任されやすくなります。

　良くも悪くも医療界は閉鎖的な側面をもつ社会といわざるをえません。キャリアを積み上げた医師であったり、論文などで名前が知られた医師であったり、ある意味「保証」のある人なら話は別ですが、若手から中堅くらいの医師が、最初から専門的な医療を一人で任されるということは一般的にはあまりないことです。まずは人となりや、医師として技量・知識などを評価され、そのうえで信頼を勝ち取ってはじめていろいろな業務を任せてもらえます。ここにはもちろん患者さんからの評価も加わります。同じ病院で勤務し続け

ることによって、評価・信頼が積み重なりやすいのです。

　また、**何か新しいことをはじめたいと思ったときに、自身が責任者としてその事業を任せてもらいやすい**という側面もあります。自施設にいるのみでは習得できない事業であっても、得た知識・技術を自施設へ戻り還元するという約束のもとであれば、短期間、他の施設へ学びに行くことはほとんどの場合認められるはずです。比較的若い年次で、そういった事業の責任者を任されることは当然プレッシャーがありますが、逆に大きなモチベーションにもなります。

　さらに、勝手知る環境なので職場での人間関係を一から構築する必要がないのもメリットといえます。こうした背景は仕事のやりやすさにつながります。

◆ 経験から感じるデメリット

　デメリットに関しては、前述の内容と表裏一体といってもいいかもしれません。

　比較的若い年次から専門医療に携われるものの、基本的にはその病院での方法論が根底となります。その方法論を成熟させるという意味では恩恵がある一方で、型通りの思考に陥りやすい傾向には気をつけなければなりません。柔軟性をもつためには、日々進歩している新しい知見をキャッチアップしつつ吟味する姿勢が必要です。

　また、最新の治験を行っている大病院はもちろん、スタッフの入れ替えが頻繁な施設であればそういった新たな知見や、既知ではないアプローチの方法・知識に触れる機会が多くなりますが、固定メンバーで頑張っている施設の場合は、定期的な情報のアップデートが必要です。「昔から変わらないゴールデンスタンダード」など一握りです。積極的に学会や勉強会などに参加し、自分で情報を仕入れに行かないと、気がつけば時代から取り残されているという恐ろしい事態になりかねません。反対にいろいろな病院を転々として研鑽を積んでいる医師は、専門医療を任される頻度は少ないかもしれま

せんが、いろいろな病院での方法論を経験してきたぶん、知識・技術の引き出しが多くなるように感じます。

　さらに、勝手知る環境でやりやすいというメリットは、その反面、「慣れ」や「甘え」に通じる可能性も含んでいます。外に出ず1つの施設で勤務し続けると、知識・技術が頭打ちになりやすいことに気づいても、日々の業務での疲労などで「慣れ」や「甘え」に流されてしまいやすいものです。そこを奮い立たせ、向上のために積極的に学会や勉強会などに参加するためにはモチベーションが必要ですし、モチベーションを得るには、外部からの刺激を受けつつ、具体的に自分がどういった分野をめざすのか・どういった医師像をめざすのかをイメージすることがポイントになると思います。

◆ 1つの医療機関に居続けた医師の話

　私の立場で具体的なキャリアの例をあげさせていただきます。

　一般的な循環器内科医と比較すれば、早い段階でカテーテル治療やペースメーカー手術（いずれも卒後3年目で助手、4年目でオペレーター）といった手技を任せてもらえました。おそらく件数も多く経験できましたし、そのぶん、早くから成長することができたと思います。当然、最初は上司に見守っていただきながらでした。そこから件数をこなしていくにつれて徐々に独り立ちできていったという実感がありました。

　しかしながら、あくまで自施設内で取り扱っている技術に限ります。勉強会などで他の施設の症例発表を聞くと、自分が目の当たりにしたことがない手技にもよく出くわします。そもそも、施設基準の問題で当院では施行できないような手技もあります。若手の間は自分の医師としての幅を広げるために、学会や勉強会へ参加したり、他の施設の見学に行ったりしていましたが、そろそろ中堅という年代に差し掛かり、ある程度自分が責任をもって治療できる範囲が広がったところで、新たなことを取り入れるモチベーションが低くなっ

てしまった時期がありました。日々の業務はしっかりと行っていた
つもりでしたが、今思うとその時期に医師として成長したという感
覚はありません。モチベーションが回復したのは、自分のめざす分
野が定まったときでした。私の場合は卒後8年目に末梢血管治療領
域に精進しようと決意しました。以降、今現在も、その分野に関す
る学会や勉強会などに積極的に参加しようという意欲が湧き続けて
います。

　1つの施設でずっと勤務していくことの、私が考えるメリット・デ
メリットは以上の通りです。いろいろな施設で経験を積んだ医師の
引き出しの多さ・知識のバラエティに感嘆することは正直よくあり
ます。しかしながら、特に循環器内科医としての技術的な部分は、
経験を多く積ませてくれる当院だからこそ培えたと思う部分もあり
ます。
　もっと視野を広げてみましょう。どの診療科であっても、どういっ
た修練のしかたを好むかは個人個人で異なってしかるべきですが、
デメリットは必ず存在するといっていいでしょう。結局は良い面・
悪い面を両睨みにしつつ、<u>何を第一に考えるか・最も魅力に感じる
か</u>を念頭に自身のキャリアを選択すべきだと思います。

今後の展望

　私は医師としては10年目を迎え、中堅といった立場になっていき
ます。前述の通り、科のなかでどの分野を専門にやっていくかは決
めましたが、だからといってずっと同じ病院で今までと同じように
勤務し続けるのかといわれると、どうなるのかはわかりません。そ
のまま勤務し続ける可能性もあれば、後輩の教育をメインにどこか
に転職しようと思うかもしれませんし、開業するかもしれません。

ある程度専門的な勉強をした後、心機一転、他の病院で一からチャレンジしたいと思うかもしれません。簡単に思いつくだけで、いろいろな選択肢があります。どうなりたいのかをイメージすることが大切だと思います。

とはいえ、最初から明確に将来の像を描いている人はごく一部だと思います。明確に将来像を描いたといっても、その道をちゃんとたどっていくことができた人はもっと少ないことでしょう。ただ、あまりに何も考えずに日々の業務をこなすのみでは、一時期の私と同じようにどこかで疲れてしまい、モチベーションを失いかねません。そうなると、日々がつまらないですし、どんどん楽する方向に流れてしまいがちです。

この本を読んでくれているみなさんには、**自分が何をやりたいのか・どんなことをめざしたいのか**を意識するようにしていただきたいと思います。それは長期的な未来に対しても短期的な未来に対してでもよいのです。

想像できる範囲の未来の自分を思い描き、モチベーションにする。それが充実したライフワークを送るための私なりの方法論です。

- 1つの病院にとどまり続けるメリットには、同世代の医師よりも比較的早く専門の治療を任せてもらえる、新しい事業でも責任者として任せてもらいやすい、などがある
- 長期的な未来に対しても短期的な未来に対してでもよいから、自分が何をやりたいのか・どんなことをめざしたいのかを意識する

臨床　# 循環器内科　# 市中病院

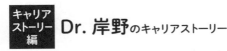

キャリアストーリー編 **Dr. 岸野**のキャリアストーリー

仕事・結婚・出産、
優先順位はどんどん変わる

子育てをしながら**市中病院**で**臨床**に携わっています

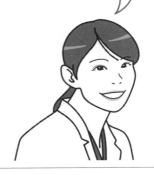

Dr. 岸野　愛　　　KISHINO Ai

島根医科大学卒業。マッチングシステム初年度に横浜市立大学附属病院で初期研修後、国立成育医療センター総合診療部で小児科後期研修を受ける。河北総合病院小児科を経て2013年より東京ベイ・浦安市川医療センター小児科。日本小児科学会専門医・専門指導医、日本アレルギー学会専門医。

入学	**島根医科大学**
医師免許取得 初期研修	**横浜市立大学附属病院** ・過酷な研修生活で自身のことを考えられない日々が続く ➡麻酔科と小児科で悩んだ結果、小児科を選ぶ
後期研修	**国立成育医療センター総合診療部** ・充実した仕事、多忙な生活と並行して結婚に向けて活動する ・結婚 ・小児科専門医取得
卒後7年目	**河北総合病院小児科** ・悩んだあげく出産、産後3ヵ月で職場復帰。子どもの発熱で有休を使い果たし、病児シッターに頼む日々が続く ➡母子ともに幸せに過ごしながら働けるよう、職場を変える決意をする
卒後10年目 現在	**東京ベイ・浦安市川医療センター小児科** ・病児保育を整備してもらい、働きやすい職場で仕事を続ける

学生の頃、医学知識や手技のレクチャーはあっても、実際の医師の生活について知る機会はほとんどありませんでした。結婚はいつ頃？子どももできれば欲しいけど忙しくて無理？と疑問や不安だらけだったなぁと思い返し、そんな迷える医学生や研修医の先生方にメッセージをお届けできたらと思います。

学生時代：甘い思考

田舎の大学で気楽に過ごし、部活・バイト・バイクに明け暮れる毎日でした。医学実習がはじまる頃になって何となくこんな感じかなと思っても、まだまだ学生気分なので実生活と仕事がどのようにかかわっていくのか、自分はどんなふうに働きたいのかという明確な意識はもてませんでした。

「仕事として医師を選択した」程度の甘い自覚でしたが、どうにか国家試験は合格できました。

初期研修医：最も過酷な２年間

「どうしてお前だけこんなにできないんだよ！」と毎日怒鳴られ、丸一日食事をしていないことも忘れるくらい追い込まれ、たぶん体重が５〜６kg減って（体重を測る時間もなかったため不明）、生理が止まる！という人生初の変化にも数週間気づかないほどでした。重症な患者さんを任される重圧と、どう治療したらいいのかわからない不安に毎日苛まれ、それまでの甘っちょろい態度では医療の世界では生きていけないんだとここでやっと気づかされました。今の時代には許されない行き過ぎた指導でしたが、逃げずに踏ん張れたということだけは自分の根本的な強さにつながっていきました。同時に体が資本であるということ、特に生理がある女性は男性よりも身体

的に繊細な部分があるのだと学びました。

　世間ではクリスマスケーキに例えて24歳が一番売れどきなんていわれていたように思いますが、相反する1年間を送り、恋愛する余裕はまったくありませんでした。

　初期研修の終わりがみえはじめ、仕事にも少しゆとりがもてるようになった頃、自身のことも考えられるようになると結婚や出産を前提とした将来を考えるようになりました。全身管理できる格好よさと時間内で働きやすい麻酔科か、小児科のどちらにしようか迷いました。麻酔科は子育て中の女性医師も多く働きやすそうでしたが、指導医に恵まれ働く楽しさを知り、子どもに逆に癒される毎日を過ごした小児科を選ぶことにしました。

 ## 後期研修医：貴重な経験と膨大な知識のシャワー（＋結婚）

　国立成育医療センター（現 国立成育医療研究センター）で優秀すぎる各科の指導医・先輩・同期からものすごい刺激を受け、ありがたすぎるレクチャーを毎日受け、ここでの経験や知識がこの後の小児科医としてのすべての基礎となりました。いろいろな社会勉強もした結果、「女医」は世間一般の男性からは敬遠されることを学び、学生時代の同期と結婚しました。

　仕事が充実していて面白かったうえ、重症な患者さんやそのご家族と接する時間が大切だったこと、多数応募のあったなかから選んでもらえた後期研修に専念しなければ申し訳ないという思いから、当初は子どもをつくらなくていいと考えていました。しかし28〜29歳になり結婚してからも数年経ってくると、もし不妊だったらどうしようとか、一人っ子はかわいそうだから2人産むならそろそろ1人目を産まないと、といったジワジワと焦る気持ちが出てきはじ

めました。ただ仕事は変わらずとても楽しく充実しており、無事に小児科専門医も取得できました。

◆ 結婚をいつまでにすればいいのか問題

この頃、同期のなかで結婚していない女性も半分以上いました。女性医師の3人に1人は結婚して、3人に1人は離婚して、3人に1人はずっと結婚しないといわれていましたが、確かに近いようにも思います。

「結婚をいつまでにすればいいのか」という悩みは医師に限らないと思いますが、**出産を考えているかいないかで大きく変わってくる**と思います。20代前半は「できれば結婚して産めるものなら子どもも産んでみたい」くらいに考えていることが多いかと思いますが、周りが結婚しはじめる20代半ばから後半になると少しずつ焦りはじめます。

医師と世間一般職との違いは、一人前になるための働きはじめの研修期間と結婚を考える時期がまるっきり重なるという点です。結婚だけであれば大きく変わることはありませんが、妊娠・出産をこの時期にするとどうしても休む期間ができてしまい、同期から遅れをとったと感じてしまったり専門科を決める選択の幅も狭まったりしてしまいがちです（ご両親のヘルプなどがあって出産さえ終えてしまえば後は育ててもらえるという環境がある方には当てはまりませんが。また、多浪・既卒の方にはもっとシビアな問題かもしれませんが、逆に医学部に入るまでに考える時間がたくさんあるためか、医師になってから悩んでいる方にはお会いしたことがありません）。初期研修を終え、できれば専門医も取得した後に妊娠・出産できれば医師としてのキャリアには遅れがありませんが、ちょうどこのくらいの時期が女性にとっては妊娠・出産の適齢期とされており、何を優先すべきなのかは個々に考えるしかないようです。

この頃の私は、自分が不妊であるのかないのかを調べられたらな

どと都合のよいことを考えていましたが、妊娠しようともしていない状況で調べられる検査なんて高が知れており、近道はないのだと悟りました。結果、不妊でありませんようにと祈りながら日々仕事に勤しんでいました。

◆ 出産をしないという選択肢

また一方で、出産をしないという選択肢もあると最近は思うようになりました。医師の仕事はとてもやりがいがあるし、妊娠・出産でのブランクやその後の仕事への制限を考えると、そんな時間はもったいないという考えにも納得できます。結婚だけであれば何歳になってもできるのだし、相手が2人の子どもを求めていなければそれでいいのだと思います。

ですが、そもそも女性医師の多くはこれまでいろいろな試練を自身の努力で乗り越えてきた方が多く、頑張れば叶うという環境で育っており（自分も含めてですが）とても欲張りなので、結婚も仕事も出産もすべて手に入れたいと思う人のほうが多いかもしれません。**その場合はやはりそれぞれの年齢・タイミングで何を優先すべきか考えていくしかない**のでしょう。

 # 出産、そして転職

◆ 産後すぐに職場へ

すったもんだあった揚げ句、奇跡の妊娠を遂げ無事に出産。小児科医だしある程度大丈夫かと高をくくっていたら、思った以上に新生児と2人きりの生活は苦しく、職場のスタッフも少ない状況であったこともあり、産後3ヵ月で職場復帰しました。両親が遠方のためヘルプがまったくない状況での育児は、これまた想像以上に過酷でした。3ヵ月早々で保育所に預けたためしょっちゅう熱を出し、中

耳炎での鼓膜切開も数回くり返し、そんなこんなで有休はあっという間に消化してしまったうえに職場のスタッフ激減という危機的状況も重なり、やむをえず病児シッターを職場によんで医師室で診てもらいながら働いた日もありました。この当時、子どものために仕事を辞める・変えるという選択肢はまったく浮かばず、なんとか乗り切ってやるんだと意地になっていました。

◆ 自分と子どもの幸せのために

そんななか、すばらしい先生からの一言に救われます。

「岸野！ 目を覚ませ！ そんな働き方してお前も子どもも幸せなのか？ そこまで価値のある仕事なのか？！」

小児肝移植のゴッドハンドに真剣に熱く言ってもらえたことで、すっきり目を覚ますことができました。仕事に一切手を抜かず、患者さんのことを何より第一に考え、朝から晩までとても忙しい先生なのですが、違う病院に行った私にそこまで言ってくれたことが本当に嬉しかったのです。心機一転、私は子どもも自分も幸せに過ごしながら働ける病院へ行こうと職場を変える決意をしました。しかし、子どもがいて当直もできない小児科医を常勤で雇える一般病院は多くはありません。雇う側からすれば当然、同じ給料を払うのであれば当直ができて子どもの急な発熱などで突然早退しない医師を選びたいからです。

かつての上司のご縁でどうにか採用してもらえましたが、この頃から、唯一読んだ自己啓蒙の本『7つの習慣』（スティーブン・R・コヴィー／著、キングベアー出版、1996）に出ていた「信頼残高」という言葉を意識するようになりました。自分はみんなと同じように当直やオンコールができないぶん、働ける時間内は精一杯やれることをやろうと思いました。サブスペシャリティとしてアレルギーを勉強中であったため、その専門性は落とさないように平日に研究日をもらって専門施設に通い、臨床研究員も継続していました。研究日を

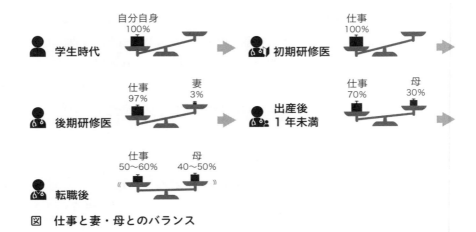

図　仕事と妻・母とのバランス

もらったことで給料は減りましたが、逆に罪悪感を感じずに続けられました。子どもの発熱時にもどうにか働かせてもらえるようお願いし、当初は病棟での預かり入院でしたが、後には別の施設で専用スタッフを配置していただけるほどの立派な病児保育を整備してもらいました。お陰で子どもの発熱時にも外来に穴をあけることなく働くことが可能となり、とてもありがたい環境となりました。

「信頼残高」を貯めよう

◆ ロールモデルとなる先輩ママ先生 vs 反面教師

　自分が若い頃は、ママ先生はみんな先輩でした。いろいろな先生がいましたが、なかでもロールモデルとして尊敬している先生が2人います。一人の先生は、当直は他の先生より少なめでしたがきちんとこなしており、当直の日は、その一晩で得られる知識や技術をしっかり習得しようとがむしゃらに働いていました。当直でない日

は、夕方お子さんを保育所へお迎えに行ってご飯・お風呂・寝かしつけを終わらせて、22時頃病院へ戻ってきてから勉強やサマリ作成をしていました。もう一人の先生は、産休中から乳飲み子を連れて勉強会に参加し、産休明けからは当直もバリバリこなし、小児救急の勉強会を開いたり、PALSインストラクターとしてたくさんの指導をしていてもまだ自分に厳しく、常に向上心をもって診療に取り組んでいました。その2人の先生をぼんやりみていた私は、たとえ当直が他の先生より少なくても、お子さんの急な発熱で突然仕事を代わってと言われても、嫌な気持ちがまったくしませんでした。

一方、反面教師のママ先生たちは、当直は一切しない、保育所のお迎えの時間になったら受け持ち患者さんが急変していようとも帰る、でも割のいいバイトは夜にもかかわらずちゃっかりしに行くというタイプでした。

◆「信頼残高」を貯める努力を

ここでもやはり「信頼残高」という考えがしっくりきました。日頃、頑張っている先生たちはコツコツと貯金を貯めており、それは目には見えないけれどわかる先生にはわかってもらえて、ふと困ったことがあったときにはその残高を少し減らして周りの先生からヘルプしてもらうということです。子どもが小さいうちは残高が減ることのほうが多いかと思いますが、それでも少しずつ可能な範囲内で貯金していく努力をしていくことが大事です。

最近は自分よりも若いママ・パパ先生たちも多くなりましたが、子どもと仕事のどちらに重きを置くのかは人それぞれでいいと思っています。ただ、「信頼残高」が枯渇しているような先生もちらほらみられ、その尻拭いをベテラン先生がされているのをみるととても残念に思います。働き方改革が掲げられ、家族と過ごす時間を大事にという流れが一般的になっていますが、医療の世界はまだまだ人手不足で世間の一般職と同じように休める状況ではないと思います。

#臨床　#育児　#小児科　#市中病院

もちろん子どもの母は自分だけで代わりはいないので、それは最優先としても、その大事な子どもを預けてまで働いている自分は子どもに恥ずかしくない仕事をしなければいけないというのが、私のモットーです。

- 結婚、出産、仕事、すべてを完璧にというのは難しい
- 年齢・タイミングに応じて何を優先すべきか考えよう
- 「信頼残高」をコツコツ貯める努力が大事

Dr. 清水のキャリアストーリー

紆余曲折を経て診療所の開業をめざす理由

> **診療所の開業**を視野に、**業務量をセーブ**して**臨床**に携わっています

Dr. 清水貴徳　　SHIMIZU Takanori

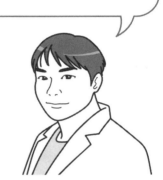

信州大学医学部医学科卒業。茅ヶ崎徳洲会総合病院（卒後3年目より湘南藤沢徳洲会病院に改称）で初期研修と総合内科医としての修行をし、内科チーフレジデントを1年間務めた。新東京病院消化器内科では内視鏡漬けの日々を送る。船橋駅前内科クリニックに常勤医として勤務後、家庭での時間をつくるために仕事のペースを緩め、外来や内視鏡、一般企業でのアルバイトで生計を立てている。今後は理想の医療をするために、医療機関の経営にも携わりたいと思っている。日本内科学会認定内科医、総合内科専門医、日本消化器病学会専門医。

入学	信州大学医学部医学科
医師免許取得 初期研修	茅ヶ崎徳洲会総合病院（湘南藤沢徳洲会病院）
卒後5年目	新東京病院消化器内科
	➡充実した日々を送るも、激務が続き退職を決意
卒後9年目	船橋駅前内科クリニック
	➡妻の妊娠をきっかけに仕事を制限し家庭をサポートすることを決める
卒後10年目	株式会社メドレー 船橋駅前内科クリニック　など
	・非常勤として働く傍ら市民活動などにも参加
	➡医療現場の外から患者さんや世の中を変えていく方法があることを学ぶ
卒後11年目	株式会社メドレー 錦糸町内科ハートクリニック
	・非常勤勤務
現在	

#臨床　#消化器内科　#総合診療／総合内科　#独立

根を詰めて仕事をしていると疲れてしまうことがあります。仕事のペースを緩めてみたら、かつてとは違った角度から医療へのアプローチができているような気がしています。

忙しい病院で劣等感がなくなった

　　医学部在学中は遊びほうけていたこともあって、成績がとても悪かったです。先生方の温情によって6年間で卒業はできましたが、卒業する頃には劣等感を抱くようになりました。この劣等感をなくすためには、誰よりも忙しい病院で修練を積むのがよいと考え、神奈川県でトップクラスの忙しさと噂されていた茅ヶ崎徳洲会総合病院（卒後3年目より湘南藤沢徳洲会病院に改称）へ見学に行ってみました。そこで研修医が最前線で診療している姿をみて、とても頼もしく思えて試験を受けることとしました。

　　茅ヶ崎徳洲会総合病院に入職すると、たくさんの症例と熱血漢の指導医に恵まれ、臨床能力の鍛錬が十分にできました。研修病院としてよい環境であり、卒後3〜4年目も同じ病院で総合内科の後期研修をすることにしました。卒後4年目まででさまざまな内科診療の基本を勉強させていただきました。たくさんの症例を経験したことで自信がつき、いつしか大学のときにあった劣等感はなくなっていました。

消化器内科で4年間、がむしゃらに働いた

　　卒後5〜8年目は消化器内科で働きました。消化器内科を選んだのは、研修医時代に内視鏡をやらせてもらって上達するのが楽しかったからです。消化器内科での研修は楽しかったので、いくら疲れていても集中して日々の業務が行えました。一方で興味のない科の研

修では、睡眠不足で疲れているとよく寝落ちしていました。このときに、「好きなことでないと続かない」ことを実感しました。

　消化器内科では4年間働きましたが、指導医に恵まれ、たくさんの症例を経験できました。はじめは内視鏡検査・治療や外来、病棟業務をしているのが楽しくて、充実した毎日でした。しかし、卒後8年目になると激務が続いたこともあって、次第に心のバランスが乱れていくのを感じました。

　「家庭を振り返る時間がない」

　「病院で出世するには学術活動での活躍が必要といわれるものの、目の前の患者さん対応で日々が終わってしまう」

　「目の前の患者さんをよくすることを生きがいとしていたのに、注力していた患者さんの家族からたびたびクレームをつけられる」

　さまざまな負の感情が頭から離れなくなり処理しきれなくなりそうだったので、いったん退職してみることとしました。

過労を防ぐためには自分で業務の制限を

　卒後1〜8年目の私は、業務内容を上手にコントロールできていませんでした。忙しさを望んで就職したにもかかわらず、過労は病院のせいであると考えてしまったこともありました。たしかに、医療スタッフの過労を防ぐために、医療機関側の努力も重要です。しかし、対策を医療機関側だけに委ねるのではなく、**医師自らによる勤務時間やストレスのコントロールが欠かせません**。

　例えば、医局で上級医が研修医を見つけて、「いまから手技をするけどやる？」などと誘ってきたときのことです。「やります！」と言ってたくさんの症例を経験すれば、できることが多くなってきて、はじめは充実感があります。しかし、私は断るのが苦手だったので、だんだん業務が増えてきてパンクすることがありました。こういっ

たことの蓄積が、退職の決意につながった気がしています。パンク
する前に自分の限界を自覚して、業務内容の制限を上級医に提案で
きていれば、辞めるという意思決定にまで至らなかったかもしれま
せん。

◆ 業務を選ぶ基準

　では何を基準に業務を削ったらよかったのでしょうか。振り返る
と、内科医である私にとって不要だったのは、傷の縫合などの手技
の向上にかけた時間です。研修医の頃は外科をめざしていた時期も
あったので、好んで縫合の必要な患者さんを診察していました。私
は内科医にしては傷の縫合が上手だと思います。しかし、残念なが
ら多くの内科医にとって縫合は上手である必要がありません。総合
内科医として留学をめざしていた同僚は、内科医としての鍛錬には
不要と思われる症例はうまく他の同僚へ回していました。

　また、消化器内科医として専門性を高めるのであれば、以前の私
のように内視鏡検査・治療の技術、外来診療、病棟管理を広く浅く
鍛錬するのは得策でなかったと思います。救急外来の対応や重症患
者の病棟管理は他の誰かに任せたうえで、超音波内視鏡やERCPの
治療に注力すべきでした。

　**どういった医師になりたいのか、それに近づくためにはどういう
症例が必要なのか明確にわかっていて、業務の取捨選択ができてい
たら、過労を予防できた**と思います。

コミュニケーション能力の大切さを診療所で学んだ

　卒後9年目は内科の診療所で、常勤医として働きました。診療所
では当直や休日業務がないので、自分を見つめ直したり家族と過ご
したりする時間を確保できました。とはいえ、1日で100人くらいの
患者さんを診察する忙しい診療所で、1年間で延べ2万人くらいの患

者さんを診たことになります。たくさんの患者さんを診療所の外来で診察して、最も勉強になったことは「**笑顔の大切さ**」です。

診療所に就職したての頃は、患者さんとのすれ違いがよくありました。なかには「以前に担当していたお医者さんよりも信用できない」などと、攻撃的な発言をする患者さんがいました。こんなときは自分を守るために、自分の責任を回避する思考をよくしていました。

「担当医が変わったら患者さんのクレームが多少あるのは当たり前だ」

「患者さんが変な人だからしかたないか」

「忙しかったからしかたないか」

しかし、本当に自分に非がなかったのでしょうか。

今振り返ると、時間がないと焦り、いらだち、笑顔はなく、患者さんに不快な思いをさせていたのは、私に責任があったと思います。自分のイライラは相手にも伝わりますが、自分が笑顔ならば相手も笑顔になります。当初は、つくり笑いなんて偽善だと思っていました。しかし、つくり笑いが本当の笑顔をつくり出すことがあるのだと気づきました。

＃臨床　＃消化器内科　＃総合診療／総合内科　＃独立

卒後10年目は臨床以外のさまざまなことをしてみた

卒後6年目の頃に、妻が2人目の子どもを妊娠していて、入退院をくり返したことがあります。このときに、2歳の長男の世話をする人を見つけるのに苦労しました。この苦い経験があったため、卒後10年目に妻が3人目の妊娠をしたときには、私が仕事を制限して家庭をサポートすることとしました。

◆ 医療事典の編集に携わる

週3〜4日間だけ残業や当直のない仕事をすることにしましたが、

そのうちの週2日はメドレーという会社に勤務し、webで無料発信している医療事典の編集に携わりました。この医療事典は、患者さんが知っておくとよい医療情報を、わかりやすく解説するものです。

医療事典の作成に携わることに決めたのは、臨床以外の世界をみてみたいという考えがあったためでしたが、思わぬ2つの副産物がありました。1つは、患者さんへ説明するときの説得力が増したことです。もう1つは、日々の臨床の現場でよりよい検査や治療を患者さんに提示できるようになったことです。医療事典を編集するときには、正確な情報を提供するために、エビデンスとなる情報の吟味をします。このことにより、ガイドラインに準じた診療よりも一歩先の、最新のエビデンスに基づいた診療を少しずつ取り入れることができるようになりました。臨床の仕事ではないのに、臨床能力が鍛えられたのです。

◆ 市民活動への参加

仕事以外にも、自分を見つめ直し人の役に立てる活動がないか探した結果、とある自治体の方に声をかけてもらい、町おこしの活動に参加することになりました。そこでさまざまな人と出会いました。例えば、農道沿いに花を植えるボランティアの人たち、安価なカフェを開いて市民の集まる場所を提供する人たち、衰退する農業をなんとかしようと奮闘する農家の人たち、貧困の子どもに無料で食事を提供する人たちです。多くの人たちが、自らの課題と社会課題を認識し解決するために、いきいきと活動をしていることに感銘を受けました。**医療の現場だけで患者さんや世の中をよくするのではなく、市民活動や社会起業（ソーシャルビジネス）によって変えていくという方法がある**ことを学びました。

時間ができたので、医学生以来遠ざかっていたラグビーの練習にも参加するようにしました。早朝にラグビーを愛するおじさんたちが集まって楕円球を追いかける、とても楽しい集まりです。走った

りタックルしたりするのはとてもつらいのですが、体を動かすことは心身のリフレッシュにはもってこいです。

このように卒後10年目には、臨床現場以外でのさまざまなフィールドでの活動をしてみました。さまざまな居場所があると、そのうちのどこかで多少うまくいかないことがあっても、さほど落ち込みませんでした。病院での仕事が主軸であったときには、病院でうまくいかないと激しく悩んでいましたが、今の私には一つの活動がすべてではないと思える強さがあります。

自ら経営に携わりよい医療を提供してみたい

現在は診療所開業の準備をしています。準備というのは、具体的にいうと開業候補地の分析や資金計画、診療所のコンセプト固めなどです。患者さんによりよい医療を提供するためには自ら経営責任をとる必要があると考えています。

今までの経験からいうと、報酬の高い仕事では、外来患者や入院患者数、内視鏡件数、検査件数などの過剰なノルマを課されがちです。たしかに、医療機関を存続するために経営が安定していることは重要なので、ある程度のノルマは必要なことではあると思います。しかし、ノルマが過剰になると、患者さんに不利益を生じ、スタッフの疲弊へとつながります。

例えば、上部消化管内視鏡検査をしたときに、良性と思われる病変も含めてできるだけ多くの患者さんに生検をするように、経営者から指示されることがあります。利益を得るために患者さんにとってこのような不要な検査をすると、患者負担額や合併症のリスクが増え、国の財政を圧迫します。

一部のアルバイト先で過剰なノルマを不快と思うことがありまし

た。しかし、ノルマを軽くして患者さんに還元したいと主張するならば、自ら経営努力をしなければ説得力はありません。このノルマを不快に思う気持ちが、自ら開業したいと思った一因です。

人に寄り添う医療機関をつくりたい

医学部では部活や遊びで忙しく、周りには気の合う仲間が常にいて、楽しくてしかたがありませんでした。寮の部屋で寂しくなって人と話したくなれば、ラグビー部の友だちを時間構わず呼び出すこともできたし、寮の食堂に行けば必ず誰かが話し相手になってくれました。このようなコミュニティをもう一度つくりたいと考えています。

私は今まで、たくさんのコミュニティに身を置いてきて、さまざまな人たちに支えられてきました。これからは、私が周りの人々を支えられるようなコミュニティをつくりたいと思います。

私の理想のコミュニティの要素を、これから立ち上げるであろう医療機関にどれだけ盛り込むことができるのかは、正直よくわからないのが現状です。また、理想ばかりで経営がおろそかになりスタッフや家族に負担をかけるのは、是が非でも避けるべきです。

しかし、理想のコミュニティと診療所のコラボレーションについて、いろいろ妄想することは楽しくてしかたがありません。

待合室にはお茶だけ飲みにきている人がいてOK。アメやせんべいを配るおばあちゃん大歓迎。イメージは銭湯の休憩室みたいなくつろぎの場。独居老人を集めた食事会の合間に診察。私はメタボなので患者さんと一緒に運動。etc。夢は広がる。

- 好きなこととはいえ、頑張りすぎると心のバランスを崩すことも
  ある。限界を迎える前に自ら業務の制限を
- 医者が笑顔なら患者さんも笑顔になる
- さまざまな居場所があると、どこかでうまくいかなくてもそれほ
  ど落ち込まない
- 開業し自ら経営責任をとって、どこまで患者に還元できるのか、
  確かめたい

#臨床　#消化器内科　#総合診療／総合内科　#独立

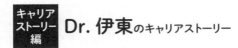

方向性なんて
どんどん変えればいい

離島診療、**専門病院**を経て、**海外留学**を経験しました

Dr. 伊東直哉　　　ITOH Naoya

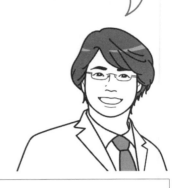

東海大学医学部卒業。横浜南共済病院、東京医科歯科大学医学部附属病院にて初期臨床研修医。内科診療のトレーニングのため2009年より市立堺病院。離島医療にチャレンジするため2012年 鹿児島県奄美大島の瀬戸内徳洲会病院。感染症診療のトレーニングのために2015年 静岡県立静岡がんセンター感染症内科。2019年7月より熱帯医学の勉強のためにタイ王国マヒドン大学熱帯医学部へ留学。2020年4月より愛知県がんセンター感染症内科医長 。東北大学大学院医学系研究科新興・再興感染症学講座（国立国際医療研究センター）。日本内科学会総合内科専門医、日本感染症学会専門医など。

入学	○	**東海大学医学部**
医師免許取得 初期研修	○	**横浜南共済病院** **東京医科歯科大学医学部附属病院** ➡感染症内科医を志す。まずは内科全般を学ぼうアドバイスを受ける
後期研修	○	**市立堺病院** ➡離島医療を勧められて興味をもち、離島に行くことを決意
卒後6年目	○	**瀬戸内徳洲会病院** ➡後輩に後を任せ、感染症を深めるため島を離れる
卒後9年目	○	**静岡県立静岡がんセンター感染症内科** ➡寄生虫に興味が湧き留学することに
卒後13年目	○ ○	**タイ マヒドン大学熱帯医学部 ［留学］** **愛知県がんセンター感染症内科**
現在		

　医師として働き続けるかぎりは、患者さんに貢献し続けることになります。ですから、**他人の迷惑にさえならなければ好きなように生きたらいい**と思います。人と違う生き方に不安を感じたり、周りにどうみられるかを気にする必要ありません。自分のやりたいことがあるならばチャレンジしてみてください。途中でやりたいことが変わっても大丈夫です。**方向性なんてどんどん変えればいいです。**働きはじめたらいろいろなことが起こるものです。多分、医学生の頃の私は、今の私の姿を想像すらできなかったと思います（笑）。

他流試合に臨む

　私が医学生のときは、黒川 清先生がまだ東海大学医学部長を務められており、「**外へ出て他流試合をすること**」「**混ざること**」の必要性をよくおっしゃっていました。当時は、今と違ってまだほとんどの医学生が卒業した大学の附属病院で研修するのがメジャーでした。そのため、ずっとその大学の枠のなかに居続ける医師が多かったのです。他流試合をしないことで、自分たちのレベルを客観視できなくなること、問題意識や向上心がもてないことを危惧されていたのだと思います。

　とはいえ、自分が医学生のときは、その言葉がいまいちピンときませんでした。私は帰宅部でしたし、図書館にこもって試験勉強ばかりしていました。そんな有様だったので、外の人たちとほとんど交流することもありませんでした。目先のことしかみえておらず視野が狭かったのです。でも、黒川先生の言葉が心のどこかにずっと引っかかっていたので、卒業後はとりあえず外に出ようと決めていました。漠然と血液内科医になりたかったので、血液内科が研修できるいくつかの市中病院と大学病院をマッチングで応募しました。結局、第一志望の市中病院はアンマッチで、第二志望の大学病院に

マッチしました。第一志望がアンマッチだったのはショックだったような気がしますが、今となっては、まぁそんなもんかという気持ちです。

初期研修医時代

　大学のプログラムは市中病院と大学病院で1年ずつの研修を行う"たすきがけ"で、1年目を市中病院、2年目を大学で過ごしました。研修がはじまり働きだすと、すぐに興味が血液内科から身近な感染症に移りました。抗菌薬を使わない臨床科はありませんし、発熱患者を診ない臨床科もないからです。さらに、一市中病院の研修医にとっては、白血病の治療よりも、肺炎や尿路感染症の治療のほうがはるかに身近だったのです。本質的なところでは、感染症診療では診断・治療に至るために特に問診・身体診察を大切にする点に魅力を感じました。

　そして1年目の夏頃には早くも血液内科医になろうと思わなくなったのでした。ここでさっそく方向性が変わったわけです。

　ただ、当時は今以上に感染症内科医は希少な存在で、周りに相談できる人はいませんでした。そこで、愛用していた『がん患者の感染症診療マニュアル』（南山堂、2008）の編者の大曲貴夫先生にアポイントをとり、研修医2年目の夏休み期間中に、感染症内科医のキャリアについてご相談に伺いました。その際に「**感染症内科医になるためにはまずは内科全般を学びなさい。研修するなら大阪の市立堺病院がいいね**」と、大曲先生がおっしゃったので、その後すぐに市立堺病院（現 堺市立総合医療センター）に履歴書を送り、採用試験を受けに行ったのでした。うーん、我ながらたいへん素直な研修医です（笑）。

市立堺病院：実り多き後期研修医時代

市立堺病院は、専門内科のほとんどすべてを3ヵ月ごとにローテートして内科全般の総合的な診療能力を身につけてから、そのうえでスペシャリストをめざすという研修スタイルでした。病院見学の際に、2個上の先輩である留学前の志水太郎先生と出会います。当時からキラキラされており、こんな医師になりたい！と憧れたものでした。今、この原稿を書いている時点で、あの直感が間違いではなかったことを確信しています（笑）。幸いにして、市立堺病院の採用試験に合格し、堺での生活がスタートします。

市立堺病院では「**教え教えられる文化**」が根付いており、非常に臨床教育に力を入れていました。後期研修医は初期研修医に、初期研修医は学生にといったように「**教えることは学ぶこと**」を地で行く病院でした。そして、それを率先して行っていたのが、紛れもない総合内科部長の藤本卓司先生でした。藤本先生は何らかの身体診

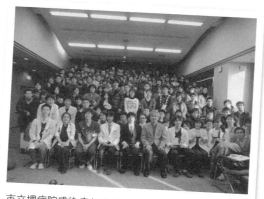

市立堺病院感染症セミナー

右側余白（縦書き）：#臨床 #留学 #感染症科 #総合診療／総合内科 #離島医療 #専門病院

察の陽性所見に出合ったら、患者さんの同意を得たうえで、その都度、僕らをベッドサイドに連れていってくれました。偉大な先輩の臨床現場を実際にみながら学ぶという貴重な時間を過ごしたのです。

そのような市立堺病院の文化や藤本先生の姿勢に感銘を受け、<u>臨床およびベッドサイド教育の重要性</u>に気づきはじめます。

関西若手医師フェデレーションの運営

市立堺病院時代に、関西若手医師フェデレーション※という勉強会の運営を志水先生より引き継ぎました。会のコンセプトは若手医師の教育文化の交流でしたので、当時の私の関心にマッチしていました。会を重ねるごとに参加者の人数、運営人数も増えたので、会としてはまずまず成功していたと思います。

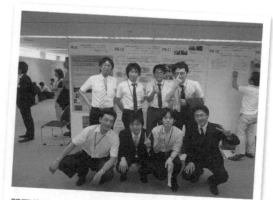

関西若手医師フェデレーションの仲間と医学教育学会で成果を発表。

※ 関西若手医師フェデレーション：関西エリアの若手医師のアカデミックな交流と卒後医学教育文化の共有・活性化をめざし、志水太郎先生と羽田野義郎先生により 2008 年 4 月に立ちあげられたもの。スポンサー協賛などはなく、運営は各研修病院の代表者の合議により行われる。

当時、こういった若手医師がスポンサーなしで手づくり運営する会はほとんどありませんでした。しかし、参加者人数の増加やこういった団体が現在増えていることを考えると、卒後教育のニーズは結構あるのだと思います。ゆくゆくはこのような会が垣根を超えた医師・学生交流の場となって広がり、ステップアップにつながっていくかもしれません。

自分自身もこの会を通してかけがえのない仲間と出会うことができましたし、今でも交流は続いています。この頃から、ようやく黒川先生の「外へ出て他流試合をすること」「混ざること」の意味を実感できるようになりました。

奄美大島での離島医療

3年間の市立堺病院でのトレーニングもそろそろ終わりを迎えようとした頃、次の進路をどうしようか考えていました。そもそも感染症診療のトレーニングをするために市立堺病院に来たのだから、そろそろ感染症を専門として勉強したいなという思いと、まだ、それまでにもっと感染症とは関係のないことをしたいなという思いがありました。そんな折、市立堺病院の同期である平島 修先生から離島医療を勧められ、これはまた面白そうだと思い、奄美大島で離島医療をすることに決めました。実は市立堺病院の研修は結構きつかったので、ここではない違う場所に行きたい気持ちだったような気がしますが、結局のところ軽い気持ちで決めてしまいました。後期研修医によくありがちな意味のない全能感、離島でもなんとかなるだろうといった根拠のない自信に満ちあふれていたのもあるかもしれません（笑）。

私が赴任した瀬戸内徳洲会病院は鹿児島県奄美大島の島南部に位

置し、付近では一番大きい病院で、当時、島南部の救急患者の9割以上を受け入れていました。赴任当初、常勤医は院長と自分、研修医2人の計4人でかなりの激務でしたが、ここで臨床・ベッドサイド教育を頑張れば人が集まるだろうと確信していたので、赴任してからの1年はなんとかもちこたえられました。翌年以降は当院の噂も広まり、市立堺病院の後輩の朴澤憲和先生が来てくれたり、全国から多くの初期・後期研修医が地域医療研修先として当院を選んでくれたりしたので、やはり当初の読み通りでした。まあ、研修医教育には時間がかかるので自分の負担が減るわけではないのですが、やりがいは上昇していたと思います。

　日常業務は、病棟管理、外来、救急、往診と何でもやっていました。診る疾患は6〜7割が内科系で、あとは小児科、整形外科、外科（外傷の小外科処置）など。正直いって、外科や小児科の患者さんを診るのには不安もありましたが、島にいる頃には研修医時代の仲間たちはみな専門診療科に進んでいたため、よく電話やLineで相談していました。

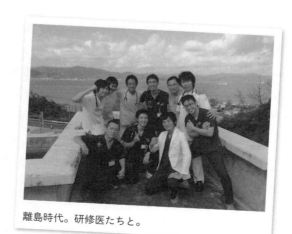

離島時代。研修医たちと。

　島での往診の経験は、病院でなく家という環境が、私と患者さんの心の距離を縮めていることを実感しました。患者さんの死に涙したこともありました。<u>病気を診るのでなく"人"、その人の"人生"を診る</u>と教わった気がします。

静岡県立静岡がんセンターで感染症内科医としてのキャリアの開始

　島の生活も3年目が過ぎ、そろそろ感染症を深めたい気持ちが強くなってきました。幸い、臨床業務を任せられる後輩の朴澤医師がいたので彼に病院のことをお願いし、静岡の地に旅立ちました。彼がいなければ、その後の人生もまた変わっていたと思います。静岡県立静岡がんセンターをトレーニングの場として選んだのは、やはり10年前に大曲先生にご相談させていただいた場というのが一番の理由です。

　私が静岡県立静岡がんセンターに赴任したときには、すでに大曲先生は国立国際医療研究センターに移られており、「静がん」感染症内科は倉井華子先生が引きいておられました。

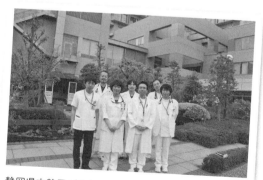

静岡県立静岡がんセンター入職時。

静がん感染症内科の特徴は、一言で表すならば**"アカデミックに臨床第一"**です。具体的には、一人ひとりの患者さんに対して、詳細な問診と身体診察を行い、それをもとに臨床推論し、治療方針を立てる。わからないことは徹底的に文献を検索し、臨床に反映……これを毎日くり返します。読んだ文献の量は静がんに来て数ヵ月で、今まで読んだ文献の量を超えました。

　静がんでの仕事は今までの私の臨床経験とよくマッチし、本当に楽しくすごせました。医師になって3年以上同じ施設に在籍したことはなかったのですが、静がんでは約5年と最長の長さになりました。

マヒドン大学熱帯医学部へ留学

　その後、約6ヵ月間、私はタイ王国にあるマヒドン大学熱帯医学部のDTM & H（Graduate Diploma Program in Tropical Medicine and Hygiene）の学生になりました。なぜこの大学に留学したかというと、静がんの倉井先生の影響は大きいといわざるをえません。静がんでは、基本的にがん患者さんの感染症を担当するのですが、なぜか倉井先生は寄生虫のことが大好きらしく、毎日、寄生虫の話ばかりされていました。当初はスルーしていたのですが、あまりにも寄生虫の話しかしないので、逆に興味が湧いてきてしまい、気づいたらタイにいた……と、いった有様です（あれ、ちょっと言い過ぎたかな。笑）。

　タイの熱帯気候は、3年間総合診療医として働いた奄美大島の気候と似ており、突然の激しいスコールにも妙な懐かしさを覚えます。来て早々、なぜか周りから学級委員長（President）に選ばれ、日本にいてもタイにいても、自分がやっていることはあまり変わらないな……と感じています。

　こちらのプログラムは必修コース（Core Course）と選択コース

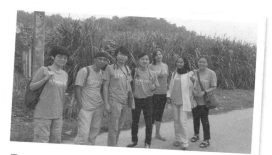

フィールドワークで診療した際に仲間たちと。

（Elective Course）の２つのセクションからなります。必修コースでは、座学、顕微鏡実習、病棟実習、フィールドワークを通して原虫（Protozoa）やら蠕虫（Helminth）やらHIVやら、カやダニ、はてはヘビの鑑別まで、結構幅広く学びます。１日の予定は、朝８時から夕方５時までみっちり詰まっており、完全に大学生と同じ生活です。

　とはいえ、月並みな感想ですが、やはり海外に出て、外から日本の医療を眺めることができたのは非常によい経験です。また、１日のほとんどを英語だけで生活するというのも日本ではなかなか経験することがなかったので、まあ……英語がすごく得意になったわけではありませんでしたが、少なくとも苦手意識が薄れたのはよかったと思っています。海外の友だちもたくさんできました。

　こうして医師人生を振り返ってみると、自分自身がいかにプラプラ生きていたかがわかります。やりたいことなんてどんどん変わっていきますから、一つのことだけに固執しすぎて無理することはないでしょう。寄り道したくなることもありますし、違う場所に行ってみたくなるかもしれません。でも、それでいいです。最低限、医師として患者さんに迷惑にさえかけなければ大丈夫です。Good Luck。

- 医師として患者さんに貢献し続けることを念頭に、他人に迷惑さえかけなければ好きなように生きればいい
- 人と違うことを気にしない。やりたいことがあれば、方向性なんてどんどん変えてチャレンジしよう

キャリアストーリー編

Dr. 佐々木秀悟のキャリアストーリー

「海外留学」「時短勤務」経験から考える医師のキャリア

#臨床 #育児 #留学 #感染症科 #総合診療/総合内科 #大学病院

大学院留学後、**時短勤務で育児**をしながら、**臨床**に励んでいます

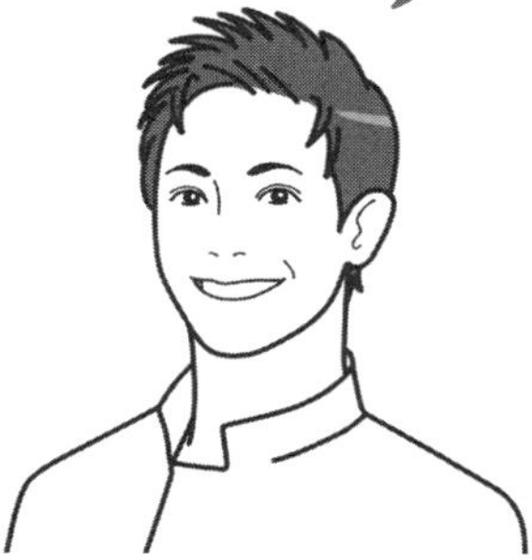

Dr. 佐々木秀悟　SASAKI Shugo

慶應義塾大学医学部卒業。横浜市立市民病院での初期研修を経て2010年 がん・感染症センター都立駒込病院内科系部門シニアレジデント。2014年 同院感染症科クリニカルフェロー、2016年 感染症科医員。同年9月から英国リバプール熱帯医学校留学。2017年 帰国、埼玉医科大学病院総合診療内科勤務。日本内科学会総合内科専門医、日本感染症学会専門医、日本エイズ学会認定医、Certificate in Travel Health、インフェクションコントロールドクター、色彩検定3級など。

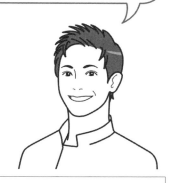

- 入学　**慶應義塾大学医学部**
- 医師免許取得
- 初期研修　**横浜市立市民病院**
- 後期研修　**がん・感染症センター都立駒込病院内科系部門**
  ➡初期研修中、楽しそうに仕事をしていた先生が印象的で感染症科に進む
- 卒後8年目　**がん・感染症センター都立駒込病院感染症科**
  ➡海外で勉強してみたいという思いから退職
- 卒後9年目　**英 リバプール熱帯医学校［留学］**
- 卒後11年目　**埼玉医科大学病院総合診療内科**
  ➡子どもが小さいうちしかできないという思いから、育児のため時短勤務
- 現在

私は確個たる信念もなく医学部に入り、医師になり、今に至っていますが、自身が経験した「海外留学」「時短勤務」を踏まえ、ほんの少しでも読者のみなさんに役立つ情報提供ができたらと思っています。

キャリア "プラン" は特にない

　みなさんが医師をめざしたきっかけは何でしょうか？「苦しんでいる人々を助けたい」「医師に命を救われ、自分もなりたいと思った」のような考えもあれば、「医療系ドラマを見て格好いいと思った」「親が医師だから」などの理由もあるでしょう。私はといいますと、「よく覚えていない」です。医師という職業をナメているのか、と非難されそうですが、本当にそうなのでしかたがありません。

◆ 基礎研究を志すも……

　高校時代、日本人初のノーベル生理学・医学賞を受賞した利根川進先生が解明した「遺伝子再構成による抗体産生の原理」について学び、感銘を受けたので、医学部入学当初は基礎研究をしたいと考えていました。入学してしばらく経過した後、縁あって研究室に通うことになったのですが、かわいそうでマウスが殺せなかったり、不器用なため実験でも失敗ばかりしていたので、根気のない私はすぐに基礎研究の道をあきらめてしまいました。

　その後、「心理学が好きだから」精神科に興味をもったり、「子どもが好きだから」小児科を考えたりしていましたが、最終的には「初期研修中、感染症科の先生が一番楽しそうに仕事をしていた」ことが決め手で同科を専門に選びました。いまだに「あのとき、別の科にしておけばよかった」と感じたことはありませんので、非常によい選択だったのだと思います。

◆ 安定した道を捨てて海外留学へ

　専門医資格を取得後、勤務していた病院を退職して海外留学しました。当時は都立病院の常勤職だったので、安定の公務員生活です。ではなぜ辞めたのか？ 実は当時、そのまま安定した環境で働き続けた自分の未来を想像してみたところ、「ときめき」をまったく感じなかったんですね。ああ、それでは「楽しくない」と。そこで思い切って仕事を辞め、無収入になり、帰国後の予定も特に決めずに留学に行きました。まあ現在の日本ですと、医師免許さえあればどこにも働ける場所がない、ということにはまずならないので、あまり不安は感じませんでしたね。

　帰国後は主に育児を理由とした時短勤務（短時間勤務）をしています。家族の意思を尊重したかったこともありますが、「育児ができるのは、子どもがまだ小さい今の時期しかない。だったらやってみたい」というのが私の本音です。妻が育児をして、自分が夜遅くまで働いていた頃には想像もしませんでしたが、いざその選択肢が目の前に提示されたときには、特に迷うことはなくその道を選びました。いろいろな方に私のキャリアを心配していただいたのですが、そもそも何の計画もないところに思いつきで積み上げてきたキャリアにすぎませんでしたので、当の私は非常に楽観的でしたし、今もまったく後悔はしていません。

大学院留学とそこで得たもの

　医師になって9年目に、海外の大学院に留学しました。多くの医師にとって、研究留学や臨床留学に比べて大学院留学はなじみが薄いかもしれないですね。また、医師が海外留学で取得する学位では公衆衛生学修士（Master of Public Health：MPH）が比較的有名ですが、MPHだけが医師向けの大学院というわけではありません。自分

は英国のリバプール熱帯医学校（Liverpool School of Tropical Medicine：LSTM）でMaster of Science in Tropical and Infectious Diseases（MTID）という学位を取得しました。これはMasterなので「修士号」です。日本の医師が取得する学位の多くは「博士号」ですが、博士号は基本的に研究に従事することを目的とした人が取得をめざすものなので、海外の臨床医にとってはあまり一般的ではありません。海外の医師にとって「修士号」は、博士課程への進学目的で取得する人もいますが、専門性を高めることで自分のキャリアアップにつなげることを目的に取得する人のほうがより多い印象です。

◆ なぜリバプール熱帯医学校を選んだか

　私が海外の大学院留学を志した理由は単純で、「海外留学したかった」からです。特に高尚な理由はなく、海外留学すること自体を目的として考えていました。じゃあとりあえず留学はするとして、何を学ぶべきか。やはり興味ある分野でないと「楽しくない」ので、自分が専門としている感染症分野に絞りました。

　次に場所です。非英語圏でも大学院の授業を英語で行うところはありますが、日常生活で英語以外の言語が必要だとしんどいのでは、と考えて英語圏にしました。加えて語学力の問題があります。海外在住経験はなく、学生時代から熱心に英語の勉強をしていたわけでもなかった私は、具体的に海外留学を考えはじめた時点で英語はほとんど話せない状態でした。英語圏の名門校はおそらく学生の語学レベルも高く、内容についていけないおそれがあります。したがって、語学試験のボーダーラインが低めであり、日本人留学者が以前にもいるような大学院が望ましいと考えました。その結果、最終的に私の進学先であるLSTMを選択することになりました。

◆ 修士課程カリキュラム

　LSTMの修士課程カリキュラムは3期制であり、1期は統計学や熱

#臨床　#育児　#留学　#感染症科　#総合診療／総合内科　#大学病院

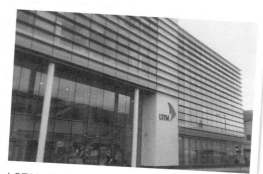

LSTMの研究棟。エントランスに巨大なハマダラカのオブジェがある。

帯医学の講義に加え、グループワーク形式でさまざまなテーマについての発表や臨床研究のデザインなどを行いました。2期は選択科目の受講が中心でしたが、語学力の問題でフリーディスカッションが苦手だった私は、臨床微生物学やバイオインフォマティクスなど、実習が中心の科目を主に選択しました。3期は修士論文の作成です。英国は歴史的な背景からアフリカとの関係性が深く、LSTMもアフリカ各地に提携施設があります。自分はマラウイ共和国にある病院で集められた検体を用いて行う基礎研究を論文のテーマとしました。LSTMは小規模な大学院なのですが、ビル＆メリンダ・ゲイツ財団の寄付で設立された立派な研究棟があります。一留学生にすぎない自分も、研究材料や設備の制限なく自由に研究を行うことが可能で、楽しい時間を過ごすことができました。

◆ 想定していなかった大きな財産

　私が海外留学経験から得たものは何か。専門分野に関するより深い知識を得たこと、語学力が向上したこと、名刺に記載する肩書き（学位）が増えたこと、などもあります。ただ、それよりも海外で生

活することそのものによって得た経験のほうがインパクトが大きかったと思います。

　まず「多様性」を実感しました。大学院の同級生にはヨーロッパ、アフリカ、南北アメリカ、アジアなどのさまざまな国からの留学生がおり、英国人にもインド系やアフリカ系などがいたので、学生の人種的・民族的背景は非常にバラエティに富んでいました。彼らとのコミュニケーションのなかでその考え方や文化を学べることは貴重であり、日本国内で生活しているだけでは知ることは難しいと思います。

　次に「マイノリティのつらさ」を身をもって経験しました。英語能力に難のあるアジア人ということで、英国で生活していると、いろいろな場面で思うようにいかなかったり、差別的な扱いを受けることがあります。当然、その都度落ち込んだり腹が立ったりするわけですが、これも「日本人で」「男性で」「医師である」自分が、日本に住んでいたら決して体験することはなかったでしょう。「社会的マイノリティ」がどういう扱いを受け、どういう感情を抱いているのかを知ること、これは医師である私にとって非常に意味のあることであり、私の今後の人生にとっても大きな財産だと感じています。

　これらの「成果」は、海外留学に行く前から想定していたものではまったくありません。だから、**明確な目標設定がない意思決定であっても、実際にやってみることで得られるものは必ずあるのだ**と思いました。

男性医師の「時短勤務」

　帰国後から現在に至るまで、育児目的の時短勤務をしています。未就学の娘が2人いますので、保育所の送迎、食事や入浴の世話などの子育て業務に加え、家事一般も主に私が行っています。病院に

いる間はバタバタと忙しく仕事をしており、それ以外の時間は基本的に育児・家事に時間を割いているので、休日を含めて自分の時間を取ることはなかなかできません。

　私が時短勤務をはじめたのは、小児科医である妻がサブスペシャリティ領域の専門医取得を目的として、フルタイム勤務を希望したことが理由です。長女の出産以降は、妻が育休もしくは時短勤務となっていたので、彼女のキャリアは中断されている状況でした。私は留学前に総合内科専門医、感染症専門医をすでに取得しており、症例経験数などを意識する必要がなかったため、今度は私が時短勤務を行うことにしました。

　幸い、大学時代の恩師に声をかけていただき、希望の条件で現在の職場に就職することができました。「子育て支援」という就労契約（非常勤）になったのですが、男性でこの契約をしたのは私がはじめてだそうです。何事も初だといわれると気分がいいです（笑）。

　時短勤務ですと職場に滞在できる時間はどうしても限られてしまうため、同僚のみなさんにはいつも助けてもらっています。感謝の気持ちは尽きないのですが、一方で「申し訳ない」とは極力考えないようにしています。私のような働き方は、選択肢として今後広めていくべきと思いますので、自身の状況をネガティブなものとしてとらえるべきではないからです。将来、私の子どもが成長して時間的融通が利くようになった頃、今の私を助けてくれている若手の先生方が「子育て世代」となっていくはずですので、そのときに今度は私が彼らをサポートできるようにしようと考えています。

◆ 日本人男性の家事・育児参加の現状

　ここで、日本人男性の家事・育児参加の現状について考えてみます。

　6歳未満の子どもがいる日本人男性の、1日あたりの平均の家事・

育児関連時間は「83分」でした[1]。ちなみに女性は「454分」です。全然違いますね。他の欧米諸国と比べて日本人男性が家事・育児に従事する時間は短く、例えばスウェーデンでは男性が「201分」で女性が「329分」でした（**図**）[2]。日本と比べると男性が約2時間長く、女性がそのぶん2時間短くなっていますね。男性医師に限定したデータは見つかりませんでしたが、男性医師を対象とした育児に関するアンケートでは「育児は全くしていないと思う」との回答が24.5％ありました[3]。どうも4人に1人は、子どもがいても全く育児に参加していないようです。標準的な1週間で私が「ワンオペ育児＋家事」となる時間を計算してみたところ、1日平均でおよそ「190分」でした（ただし、日中ずっとワンオペになる土曜日の影響が大きいです）。

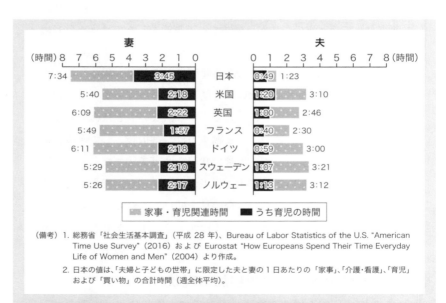

（備考）1. 総務省「社会生活基本調査」（平成28年）、Bureau of Labor Statistics of the U.S. "American Time Use Survey"（2016）および Eurostat "How Europeans Spend Their Time Everyday Life of Women and Men"（2004）より作成。
　　　　2. 日本の値は、「夫婦と子どもの世帯」に限定した夫と妻の1日あたりの「家事」、「介護・看護」、「育児」および「買い物」の合計時間（週全体平均）。

図　6歳未満の子どもをもつ夫婦の家事・育児関連時間（1日あたり、国際比較）
（文献2より引用）

妻が自宅にいる時間帯でも家事や育児に従事していることが多いので、純粋な家事・育児従事時間はもっと多くなると思いますが、これだけの時間を家事・育児に費やしていたとしても、慣れてしまえばそれほど大変ではありません。

　次に育児休暇（育休）についてです。育休は原則として子どもが1歳になるまでの間に取得することができ、その間の給与は、育休開始時点の50％が保障されることになっています[4]。2018年、日本国内における育児休業取得率は女性が82.2％であるのに対して、男性は6.16％でした[5]。男性の取得率が非常に低いですが、実はこれでもかなり増えており、10年前（2008年）の男性の育休取得率はたった1.23％でした。現在は厚生労働省が「男性の育児休業取得促進事業」というキャンペーンを展開しており、その効果もあってか年々数値は上昇しています。政府目標の「2020年度に13％」という目標は達成できそうにありませんが、それでも徐々に前進はしていそうです。

　男性医師はどうかといいますと、前述のアンケートでは育休取得率は2.6％でした[3]。データの収集時期が異なるため、これは全国的な数値とほぼ差はありません。しかし男性医師が取得した育休は、その過半数が「1週間以内」でした。育休と聞くと数ヵ月程度の長期の休みをイメージするかもしれませんが、長期に育休を取得する男性医師は少ないようです。私自身は、妻が長女を出産した後に1週間だけ育休を取得しました。

　現状としては、日本全体、そのなかでも男性医師における家事・育児への意識はまだまだ不十分なように思われます。2018年現在、29歳以下の医師の35.9％が女性であり[6]、かつ女性医師の配偶者の7割が医師であるという2012年の報告があります[7]。したがって、

女性医師のキャリア構築の観点からも、**男性医師の家事・育児への積極的な参加が必要**なのではないでしょうか。

キャリアそのものに対する考え方

　高校の大先輩である養老孟司先生の著作である『バカの壁』に、「昨日の寝る前の"私"と起きた後の"私"は別人」という言葉があります[8]。これが今の私にも強く影響を与えていて、「明日の自分のやりたいことは、今日の自分にはわからない。だから今日やりたいと思ったことは、今日からはじめよう」といつも考えるようにしています。今やりたいと思うことをやる、そのくり返しでキャリアは形づくられるものなのだと私は思ってきましたし、これからもそうやっていくつもりです。

　職場を辞しての海外留学、育児目的の時短勤務、いずれも自分が医師になった頃から頭に描いていたことではありませんでしたし、うまくいくかどうかの保証もありませんでした。しかし、その選択の結果得られたものは、当初の私が想像していたものよりもはるかに大きかったと感じます。

　確固たる強い意志をおもちの方は、その目標に向かって努力し続けることですばらしい未来が開けることと思います。一方で、そう強くはない、私のような人間でも、一つひとつの積み重ねによって、自分が満足できるキャリアをつくりあげることは可能だと信じています。キャリア"プラン"にこだわらない生き方も選択肢としてあるのだ、ということを知っていただけたら幸いです。

● 職場を辞しての海外留学、育児目的の時短勤務の結果得られたものは、当初の私が想像していたものよりもはるかに大きい
● キャリア"プラン"にこだわらない生き方も選択肢としてありうる

文献

1)「平成28年社会生活基本調査の結果」（総務省統計局）（https://www.stat.go.jp/data/shakai/2016/kekka.html）、2017
2)「男女共同参画白書（概要版）平成30年版」（内閣府 男女共同参画局）（http://www.gender.go.jp/about_danjo/whitepaper/h30/gaiyou/html/honpen/b1_s03.html）
3)「男女共同参画についての男性医師の意識調査」（日本医師会）（https://www.med.or.jp/doctor/female/research_men/）、2014
4)「育児・介護休業法における制度の概要」（厚生労働省）（https://www.mhlw.go.jp/content/11909000/000355358.pdf）
5)「雇用均等基本調査（女性雇用管理基本調査）/雇用均等基本調査/平成30年度雇用均等基本調査 事業所調査」（e-Stat 政府統計の総合窓口）（https://www.e-stat.go.jp/stat-search/files?page=1&layout=datalist&toukei=00450281&tstat=000001051898&cycle=8&tclass1=000001132283&tclass2=000001132285&stat_infid=000031852424）、2019
6)「平成30年（2018年）医師・歯科医師・薬剤師統計の概況」（厚生労働省）（https://www.mhlw.go.jp/toukei/saikin/hw/ishi/18/index.html）、2019
7) 中村真由美：女性医師の労働時間の実態とその決定要因—非常勤勤務と家族構成の影響について。社会科学研究、64：45-68、2012（https://jww.iss.u-tokyo.ac.jp/jss/64/01/jss6401_045068.html）
8)「バカの壁」（養老孟司/著）、新潮社、2003

#臨床　#育児　#留学　#感染症科　#総合診療／総合内科　#大学病院

キャリアストーリー編

Dr. 佐々木貴紀のキャリアストーリー

大学に入局して研究するのはもう古い？

> **大学院**に入学し、**研究**に従事しています

Dr. 佐々木貴紀　　SASAKI Takanori

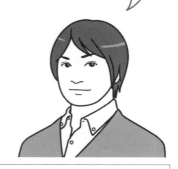

2006年 慶應義塾大学医学部入学。2012年 日本赤十字社医療センター内科コースでの初期研修を経て、2014年 慶應義塾大学医学部内科学教室入局。臨床研究・基礎研究にも興味をもち、2015年 慶應義塾大学大学院医学研究科（リウマチ・膠原病内科）入学。2019年 慶應義塾大学医学部リウマチ・膠原病内科助教。ブリガム・アンド・ウィメンズ病院（ポストドクトラルフェロー）に留学予定。日本内科学会認定内科医。日本リウマチ学会リウマチ専門医。株式会社メドレー非常勤医師。

入学	**慶應義塾大学医学部** ・病棟実習がはじまり、臨床現場を目の当たりにし、一念発起し医学勉強に励む
医師免許取得 初期研修	**日本赤十字社医療センター内科コース** ・「大学病院は雑用が多い」との噂から大学に帰室するか、研修病院で続けるか悩む ➡専門性の高い症例の経験を積みたいという思いから大学入局
卒後3年目	**慶應義塾大学医学部内科学教室** ➡研究に携わりたいという思いから大学院入学を決意
卒後4年目	**慶應義塾大学大学院医学研究科（リウマチ・膠原病内科）**
卒後9年目	**米 ブリガム・アンド・ウィメンズ病院 ポストドクトラルフェロー［留学予定］**
現在	

　医局に所属し、大学病院で臨床業務の傍ら研究を行い、学位取得後に関連病院で働いたり、留学したりする。卒後ほとんどの人が医局に入局していた十数年前は典型的なキャリアの一つだったと思います。しかし、医師のキャリアの多様化が進む今日、このようなキャリアを選択する人は以前より少なくなってきています。そんないわば、"古典的（？）"なキャリアが僕のキャリアです。その道をどうして選んだのか、そしてそのようなキャリアを歩み、今どのように感じているのかをご紹介できればと思います。

臨床現場を目の当たりにし焦り出した医学部5年

　まず参考までに、僕の入局までの経緯を学生時代から振り返ってお話ししたいと思います。正直、医学部4年までの座学の期間というのは、決して真面目といえる学生ではありませんでした。最低限の授業に出席し、試験前は過去問ベースで勉強するといった医学生でした。そんな僕の心構えを大きく変えたのは医学部5年からはじまった病棟実習です。それまでの教科書的な内容ではなく、実際に患者さんベースで医師やメディカルスタッフの人たちが症例について議論しているのをみて、モチベーションが湧くととともに、「このままではまずい」と焦りを感じました。また、当時の自分のめざしていた医師像は「どんな病気も診断できる医師」でした。そういった意味でも、病棟実習のローテーションの期間は各科の疾患を知ることができる貴重なもので、また真剣にやれば「初期研修の2年間にも匹敵するものになる」と信じて、必死に取り組んだのを覚えています。

　科としては「どんな病気も診断できる医師になりたい」という医師像に近い、内科を学生時代から志望していました。病棟実習を回っていくうちに、内科のなかにも循環器内科や消化器内科のような手

技にもウエイトを置く「外科っぽい内科」と、血液内科、内分泌内科、リウマチ・膠原病内科のようなほとんどの治療を薬物で行う、より「内科っぽい内科」があることを実感しました。そのなかで膠原病に出合います。全身くまなく診察して病気のサインを探すこと、診断のため鑑別となるコモンな病気の知識も必要であること、また当時、生物学的製剤の登場により膠原病が「不治の病」から「治る病気」へと変わる転換期を迎えていたことから、リウマチ・膠原病内科に進みたいと思うようになりました。

大学病院に戻るべきか、市中病院に残るべきか

　卒後の初期研修は、2年間で16ヵ月と内科の研修期間が長かった日本赤十字社医療センターの内科コースで行いました。日本赤十字社医療センターではすばらしい先輩・同期・後輩との出会いもあり、充実した研修生活を送ることができました。

　研修の後半になると、3年目以降、どのような道に進むかを考えなければならなくなります。同期のなかには大学の医局に入るものも、日本赤十字社医療センターに残るものもいましたが、自分の場合も前述の2つの選択肢で頭を悩ませました。前者は専門性の高い症例が集まってくる一方、いわゆる「雑用」とよばれるような仕事も多いという噂がありました。その点、日本赤十字社医療センターは非常に働きやすい職場であり、研修生活でもほとんど不満がなかったため、この環境を手放す必要があるのかとも思っていました。ただ最終的には、大学病院での経験は自分の医師としての成長を考えて必要だろうと判断し、母校の医局に入局することを決断しました。

大学病院のメリット

　少なくとも私の場合には、大学の医局に入局したことは間違っていなかったと思います。大学病院では市中病院でみたことがなかった症例の経験ができていますし、スタッフの先生にはガイドライン作成にかかわっている方も多く、ガイドライン作成のプロセスや文言がどのような考えのもと作成されたかなどを学ぶ機会もあります。噂通り、雑用的な仕事も多く辟易することもありますが、総じて大きな成長につながっていると思います。

◆ 大学病院と市中病院の違い

　大学病院と市中病院で働いてきて感じることは、両者の間で仕事の内容に違いがあるという点です。**大学病院は市中病院にはないような最新の医療機器が導入されており、各科の専門性も高い**です。各科の専門性を生かすために、併診（ex. ステロイド治療中の血糖コントロールを内分泌内科に管理してもらうなど）のハードルは低いです。一方で専門性を意識しすぎるあまり、未診断の患者さんの入院科が決まらないなど、ネガティブに働くこともあります。また、大学病院のほうがシステマティックに動こうという意識が強く、それ自体は悪いことではないのですが、結果として院内ルールや書類仕事が多くなっており、逆に非効率になっていると感じることがあります。

　そして、もう一つ、大学病院と市中病院の間には大きな役割の違いがあります。それは、**大学病院は診療、つまり"病院"としての役割だけでなく、"研究機関"としての役割もある**という点です（もちろん市中病院でも研究を行っているところはありますが、全体としては大学病院のほうがその責務を意識していると思います）。僕自身は2014年に大学に入局して働いていくなかで、研究にも携わりたいと思うようになり、研究の時間をしっかりと取りたいという思いから2015

年に大学院に入学しました。大学院では1年目は病棟医として研鑽を積み、2年目以降にIgG4関連疾患の臨床研究[※]や基礎研究[※]に従事しました。

臨床医としてのレベルも上がる、臨床研究のススメ

　大学院在学中は当然、臨床医として働く時間は減りましたが、研究をした経験、特に臨床研究の経験は、臨床医としてのレベルを引き上げるうえでもたいへん役立つと思います。

◆ 鍛えられる "批判的吟味" 能力

　臨床医として働くうえでは、患者さんの症状や身体・検査所見を踏まえて診断し、治療内容を決める必要があります。そのためにまずガイドライン、レビューなどを参考にしていくわけです。でも実際には患者さんの病状や社会背景からこれらの指針が参考にならず、過去の臨床研究の結果や臨床経験なども踏まえて判断することも多いです。このとき、臨床研究の結果を適切に解釈するために「この論文の結果は本当に正しいのか」「結果に影響を与えるバイアスがなかったか」「この論文の情報を目の前の患者さんに適応してよいか」といった "批判的吟味" する能力が必要です。例えば、薬の有効性や安全性を調べる臨床試験では高齢者や合併症が多い症例は除外されることも多く、それゆえ臨床試験の結果を目の前の患者さんに適応できるのかは慎重な判断が必要です。そして、この**批判的吟味する能力を鍛えるうえで、臨床研究を実際にやってみるのが非常に有効**だと思います。

　というのも、臨床研究をするためには「どういう集団を対象にするか」「適切な結果を得るためにサンプル数はどれくらいが妥当か」

※　基礎研究と臨床研究については p.89 も参照。

「何をアウトカムとするか」「結果に大きな影響を与えるバイアスが存在しないか」などを常に考える必要があるからです。つまり、「対象疾患、年齢、合併症の有無などはどうするか」「いくつの症例を集める必要があるか」「死亡率などのハードアウトカムか、HbA1cのようなSurrogate Markerか」「研究デザインや統計学的手法によりバイアスを小さくできないか」などですね。

◆ 臨床研究はどこで行うのがよいか

臨床研究については市中病院でも十分できるのではないか、と感じられる方もいるかもしれません。たしかに、ある程度のノウハウが整っていれば、市中病院で臨床研究を行うことも十分できます。ただ、前述の通り大学病院のほうが"研究機関"としての役割もあることから、関連病院と提携して多施設での研究を行うことができる、統計学の先生と相談できるなど、基盤がより整っていると思います。また、最近では大学院のコースのなかに臨床研究に特化したコースなどが併設されている大学もあるので、より深く学びたい方はそういったものを利用することも可能です。

医師が基礎研究することの意義

もう一つの研究、基礎研究についてはどうかというと、基礎研究の経験が臨床に生かされることも多いと感じます。ただ、これは専門科にもよるかもしれません。少なくとも、リウマチ・膠原病内科領域で続々と登場している新しい薬剤は、Molecular Targetのものが多く、効果や副作用を理解するうえで基礎研究の知識が役立ちます。

なかにはそもそも医師が基礎研究をすることに意味があるのか、基礎研究者に任せておけばよいのではないか、と感じる方もいらっしゃるかもしれません。もちろん、医師が基礎研究をする場合、他の業務の合間をぬってすることも多く、時間は基礎研究者ほどかけ

られません。しかし、臨床現場を経験していると「病気のメカニズムがどこまでわかっているか」「どういったところに治療の課題があるか」といった**現場のニーズに沿った研究ができる**という強みがあります。基礎研究の結果はすぐに臨床に還元されるわけではありませんが、基礎研究を通して「目の前の患者さんを助ける」よりももっと大きな規模で医療に貢献できると思います。

　また、臨床研究や基礎研究を通してものごとを俯瞰的にみられるようになったことも臨床によい影響を与えています。

大学院に入り臨床から少し離れて感じること

　大学院を卒業した後は、研究留学をする予定です。留学中は完全に臨床から離れることになるので、臨床の能力が落ちないか不安もあります。ただ、大学院在学中も、1年目に病棟担当医を務めた以降は、週2〜3回の外来しか行っていませんでした。だから、臨床から距離を置くことは必ずしも悪いことばかりではないと感じています。病棟担当医として働いていたときには、常に目の前の患者さんのことを考えるのでいっぱいいっぱいでしたが、臨床から離れる時間を挟むことで、臨床での疑問点について深く勉強する時間をもつことができます。

　一般的に何かのスキルを習得するのに必要な時間は1万時間といわれています。幅広い知識や経験が求められる医師において1万時間は決して十分な時間ではないと思いますが、卒後数年間を臨床中心で働いた経験から感じることは、ある程度の臨床経験を積んだあたりで、臨床能力は徐々にプラトーに近づいていくのかな、ということです（もちろん僕にもまだまだ臨床で学ばなければいけないことはたくさんあります）。数十年ある医師人生において、多少寄り道と思えることにも挑戦し経験することは、医師としてより成長するため、

また他の人にはない能力を磨くうえで、決して悪いことではないと思います。

　大学医局に入局すべきか、研究するか否かという問いに関する答えは、専門科にもよりますし、個々人の考えにもよるところだと思います。臨床をやらずに起業する、卒後すぐに研究に専念するなどの選択肢もあると思いますし、状況によってこれらを行き来するような流動的なものであっても全然よいと思います（僕自身も将来のことはわかりません）。ただ、少なくとも自分に関しては、これまで大学に入局し研究をしたことは非常によい経験であったと思っています。僕のキャリアストーリーが、大きな可能性を秘めたみなさんのキャリアを考えるうえでの参考になれば幸いです。

- 大学病院では珍しい症例の経験ができ、ガイドライン作成のプロセスや文言がどのような考えのもと作成されたかなどを学ぶ機会もある
- 臨床研究は、批判的に吟味する能力を鍛えるうえで非常に有効
- 臨床現場を経験していると現場のニーズに沿った基礎研究ができる
- 数十年ある医師人生において、多少寄り道と思えることにも挑戦し経験することは、医師としてより成長するため、また他の人にはない能力を磨くうえで、決して悪いことではない

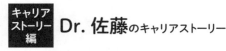

臨床医がアカデミアで働くということ

大学院に入学し、**臨床研究**に従事しています

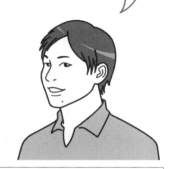

Dr. 佐藤達也　　SATO Tatsuya

東京大学医学部医学科入学。東京大学医学部附属病院（以下、東大病院）、太田西ノ内病院（福島県）のたすきがけの初期研修を経て東大医学部消化器内科に入局、日本赤十字社医療センターで3年間の後期研修を行う。卒後7年目、東京大学大学院（消化器内科学）入学。現在は東大病院で胆膵内視鏡治療の修練を積みながら「ガイドラインを書き変える仕事」をめざして臨床研究に従事し、日本発のエビデンスを世界に発信すべく日々奮闘中。日本内科学会認定医、日本消化器病学会専門医、日本消化器内視鏡学会専門医。

入学	**東京大学医学部医学科**
医師免許取得 初期研修	**東京大学医学部附属病院** **太田西ノ内病院** ・大学病院と市中病院、東京と地方のそれぞれの医療を体感 ➡自分の技術で患者さんを治せる内視鏡治療に魅力を感じ、消化器内科を選択
後期研修	**東京大学医学部附属病院消化器内科** **日本赤十字社医療センター消化器内科** ・標準治療で解決できない課題があることを知る ➡よりよい医療を臨床現場に届けるため、臨床研究を学ぶことを決意
卒後7年目 現在	**東京大学大学院（消化器内科学）**

遠い存在だった大学病院

　みなさんは「大学病院」と聞いて何をイメージするでしょうか。一般の方が連想する「白い巨塔」とか「大名行列の教授回診」などではなく、病院実習などで大学病院を経験している医学生や若手医師のみなさんは少し違う印象をもっているのではないかと思います。私が学生時代に抱いていたイメージは、「日常診療もやっているけれど、主に基礎研究者がたくさんいる病院」というものでした。「みなさん賢そうだし、夜な夜な試験管を振りながら基礎研究を頑張っているんだろうな」と思っていましたので、臨床医になりたいと考えていた自分は大学病院ではないどこか別の病院で働くんだろうと思っていました。そんな私が、現在は大学病院で臨床研究を立ち上げ、臨床から得られたデータを用いて新たなエビデンスを生み出す仕事をしているのだから不思議なものです。

　臨床医と大学病院。一見すると関係が薄そうにみえる組み合わせですが、臨床医だからこそアカデミアで貢献できることがたくさんあるのです。患者さんをちゃんと診られる医師になりたい、という漠然とした思いをもって医師人生をスタートした私が、どのような道程をたどって現在の場所にたどり着いたのかをご紹介したいと思います。

「職業：医師」を考える

　家族内に医療者がいない私が医師になりたいと思ったきっかけは、人並みですが『ブラック・ジャック』（手塚治虫）を読んだことでした。組織に属さない無免許医でありながら、圧倒的な技量で真に患者さんのためになる医療を行う姿に中学生ながらあこがれを抱いたものです（無免許医になろうとは思いませんでしたが……）。自らの手

＃研究　＃消化器内科　＃大学病院

で患者さんを治したい。これが私の医師としての原点だったように思います。

　そして医学部に入り、医学の勉強に励む……はずだったのですが、学生時代の私はバドミントンにのめり込んでいました。入学したての頃、部活の先輩やOB・OGの先生方から「医者になってからは忙しくて時間が取れなくなるから、学生の間にしかできないことをやりなさい！」と言われたことを都合よく解釈し、練習とトレーニングに打ち込むかたわらでなんとか落第しない程度に勉強するという日々を送っていたのです。今になって振り返るともっと勉強しておけば、と思うこともあるわけですが、それ以上に勉強では得られないさまざまな経験をすることができたと思っています。

　その一つは、医学部以外の大学生や社会人プレーヤーの方々と知り合うことができたことです。医者として働きだすと身に沁みて感じることですが、医師は医療職以外の人とのかかわりが少なくなりがちな職業です。学生時代にバドミントンというツールを通じて病院以外の社会と触れ合えたことで、「仕事とはなんぞや」ということを考える機会を期せずしてもつことができました。例えば全学部サークルの友人が就職活動をはじめたときや、バドミントンを愛するあまりコーチ業を仕事にした人に出会ったとき、自分がおそらく歩むことはないであろうキャリアパスを目の当たりにして「働くとは何か」、さらにいうと「医師として働くとはどういうことか」を考えさせられました。

◆ 多彩な人とのかかわりでみえてきた理想の医師像

　医療以外の世界を覗くことで逆に医師としての自分の立ち位置がみえてくることがあります。医師として社会からどのようにみられているのか、何を求められているのか。患者さんが医師に求めることはシンプルで、「病気になったら治してほしい」ということです。そこに自分の能力や適性でどのように貢献していくかを考える時間

をもつことは、キャリアを考えるうえで大切なことだと思っています。私自身を振り返ると、医師としての人生をはじめるに当たって目の前の患者さんをきちんと治療できる臨床医でありたいという思いが強かったので、それが研修病院選択の基準や勉強のモチベーションになっていたことを覚えています。

　また、もう少し広い意味で「仕事」ということを考えたとき、いろいろな人の話を聞いたり本を読んだりしたなかで自分の感覚に最もマッチした言葉があります。それは、

　「働くとは、傍（はた）を楽（らく）にすることである」

という言葉です。もともと誰が言った言葉なのかは調べてもよくわかりませんでしたが、この言葉が仕事の本質を表していると私には思えました。傍（はた）とは「周りの人」という意味ですので、医師の場合はまず顧客である患者さんによい治療を行うこと、そのための技量を磨くこと。そして、同僚である医療従事者が少しでも楽に仕事ができるように自分の仕事ぶりを見直すこと。学生時代の経験を通して、このような仕事ができる医師になりたいと私は考えるようになりました。

専門とする科を選ぶときの3つのポイント

　ある調査によると、医学生の間に自分の進路を決めている人は約半数くらいというデータがあるそうです（**図**）。学生時代はどちらかというと医学以外のことに熱中していた私は、初期研修医になる時点でもどの診療科を専門にするかを決めていませんでした。漠然と、スポーツ経験を生かせる整形外科や、心臓カテーテル検査などの治療手技を身につけられる循環器内科などを考えていましたが、おそらく医師人生のなかでも一、二を争う重大な選択を前に、どのように決断すればよいのか悩んでいました。初期研修をローテーション

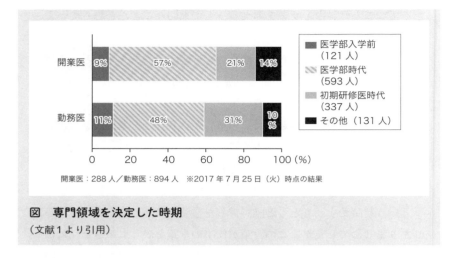

図　専門領域を決定した時期
（文献1より引用）

するなかで半年間以上いろいろなことを考えて最終的に消化器内科を選んだのですが、振り返ってみるとそこには自分なりの選択ポイントがあったように思います。それは、

①自分が興味関心をもてること
②周りに尊敬できる人がいること
③社会のニーズが高いこと

の3つです。自分の経験を振り返ってみます。

◆ 働きはじめてから興味をもつ場合もある

　学生時代には消化器内科に全く興味がなかった私が消化器内科をローテーションしたのは、初期研修医1年目の6月と7月でした。研修医になって学生時代と大きく変わったのは何かと考えると、自分が治療チームの一員であるという自覚だったと思います。給料をもらって仕事をしている以上、自分の診療が患者さんのアウトカムによい影響を与えないといけません。自分の心構えが変わると、同じ

景色でも違うふうにみえるものです。読者の研修医の先生のなかには、私のように感じている方もいるかもしれません。

　私の研修先である東大病院消化器内科は「自分の手（あるいは内視鏡）で患者さんを治す」という治療手技に長けたグループで、肝癌に対するRFA（ラジオ波焼灼療法）、早期胃癌に対するESD（内視鏡的粘膜下層剥離術）、胆膵疾患に対するERCP（内視鏡的逆行性胆道膵管造影）などのトップランナーの先生方が多くの患者さんの治療を行っていました。以前なら外科手術が必要だった病気を低侵襲な治療で治していく。もちろん知識としては知っていたものの、目の前で担当患者さんが治っていく姿をみるのは衝撃的でした。多くの処置に立会い、あるときは助手として治療に参加させていただきながらどっぷりと消化器内科の世界に浸かっていったのを覚えています。

　振り返ってみると、担当医として責任をもって診療に参加したからこそ、自分が魅力を感じる分野であることが体感できたのだと思います。研修医がはじまる頃になっても進路を決め切れていない人がいるかもしれませんが、私のように**働くなかで自分のやりたいことに気づく場合もある**と思います。

◆ 尊敬できる人と働く

　消化器内科の上級医の先生方が魅力的だったことも、進路選択の重要なポイントでした。私が何よりも好きだったのは、「患者さんをちゃんと診よう」という姿勢をもった先生がとても多かったことです。大学病院は研究が忙しくややもすると診療に力を注げないことがあるのではないか、というイメージをもっていたのですが、患者さんをしっかり診たうえで研究も行って論文を発表し、研修医の面倒見もよく、大学病院の役割である「臨床・研究・教育」をまさに体現するような先生方でした。

　私は所属する組織を決めるときの判断基準の一つとして、「**尊敬できる人がいる**」ことを大切にしています。自分はあまり意志の強い

人間ではないと自覚しているので、周りに目標になるような人がいる環境に身を置くように心がけています。もちろん、その人が異動してしまうこともあるので過度に依存するのはよくありませんが、進路を選択するための重要なポイントであることは間違いないと思います。

◆ 社会に求められる仕事をする

　消化器内科の扱う病気は治る病気ばかりではありません。むしろ難治とされる病気のほうが多いというのが現実です。特に消化器領域のがんは予後が悪いがんとして有名で、2018年のがんによる死亡数の2位が大腸癌、3位が胃癌、4位が膵癌、5位が肝癌というデータがあります（**表**）。

　私が研修医として担当したなかにも進行がんでお亡くなりになる患者さんがいらっしゃいました。特に印象に残っているのは、60歳前後の女性の膵癌患者さんです。診断時には進行がんの状態で化学療法が行われていましたが、残念ながら治療効果が不十分で腫瘍が進行しつつある患者さんでした。ある日、体調不良で緊急入院になったのですが、自身の病状が芳しくないことを悟っていたのでしょうか、入院には似つかわしくないお気に入りの真っ赤なパンプスを履いて入院されてきたのです。この患者さんは自宅へ退院することはできずお亡くなりになられたのですが、生きていればもっとやりたいこともあったのだろうとその無念をひしひしと感じました。

　このように現代においても難治疾患に大切な時間を奪われて辛い

表　がんによる部位別死亡数（2018年）

	1位	2位	3位	4位	5位	
男性	肺	胃	大腸	肝臓	膵臓	大腸を結腸と直腸に分けた場合、結腸4位、直腸7位
女性	大腸	肺	膵臓	胃	乳房	大腸を結腸と直腸に分けた場合、結腸2位、直腸10位
男女計	肺	大腸	胃	膵臓	肝臓	大腸を結腸と直腸に分けた場合、結腸3位、直腸7位

（文献2より引用）

思いをしている患者さんやご家族が大勢いらっしゃいます。また社会全体という視点からみれば貴重な人材を病で失うことになりますので、これらの病気の治療成績を向上させるという社会的なニーズは非常に高いものがあります。消化器内科領域にはこのような難しい病気がまだまだ残されており、**自分が社会に貢献できる仕事がある**と感じられたことも診療科を選択する理由の一つとなりました。

臨床研究者として働くとは

◆ 臨床現場で感じた限界

　消化器内科に入局すると、内視鏡検査をはじめとした専門知識・技術を学ぶために3年ほどの後期研修を行います。私も日本赤十字社医療センターで3年間の後期研修を行いました。ここでもよい指導者の先生に恵まれて忙しくも楽しい研修生活を送ることができ、研修が進むとメジャーな疾患に対してある程度正しくマネジメントすることができるようになっていきました。

　しかし、徐々に閉塞感を感じるようになります。どれだけ正しい治療方針で一生懸命ケアをしたとしても、思うような結果にならない患者さんが一定数いることがわかってきたからです。患者さんには「これが現在の医療の限界です」とご説明して納得していただくのですが、このまま同じ臨床を続けていてもこれ以上のアウトカムは出せないということを感じるようになりました。よりよい臨床をするためには何か新しいことをやらないといけないと感じ、このときはじめて「研究」というものを意識するようになったのです。3年間の後期研修を終えて、私は大学院で研究する道を選択しました。

◆ 基礎研究か臨床研究か

　みなさんご存じのとおり、研究には大きく分けて基礎研究と臨床

研究があります。基礎研究を一言でまとめると（少々乱暴ですが）、細胞やモデル動物、ヒトの組織などを用いて病気のメカニズムを解明することを目的とした研究です。

　一方で臨床研究とは、実際の診療から得られたデータを用いて病気の特徴や診断の精度、治療の効果などを調べるための研究です。臨床研究のテーマを考えるときに重要なのが「日々の臨床で患者さんを診るなかで浮かぶ疑問」で、これを「Clinical Question」とよびます。例えば、「ピロリ菌関連胃炎の患者さんに除菌を行うと胃癌の発生頻度が低下するか」のようなものです。Clinical Question は実際に臨床診療を行っている人でないと考えにくいものですので、臨床研究はまさに臨床医が行うべき研究ということになります。論文抄読会などで読む機会の多いRCT（ランダム化比較試験）も臨床研究の一つで、そういった臨床研究の知見を集めて作成されているのが日々の診療で利用する診療ガイドラインです。つまり臨床研究からは臨床に直結するデータが得られるという特徴があり、スピード感をもって患者さんに新しい医療を届けられるのが魅力といえます。私は臨床につながりやすい研究をやりたいと思っていましたので、大学院で臨床研究を行うことに決めました。

◆ 臨床研究者の仕事

　臨床研究者とよばれる人たちは、普段は臨床医として働きながら診療のなかで生まれた Clinical Question を題材に臨床研究を行っています。例えば私は消化器内科のなかでも胆道・膵臓分野を専門にしていますが、日常は ERCP や外来診療を行いつつ、そのなかからデータを収集して研究を行っています。大学院で研究したテーマは「外科術後に起こった胆管狭窄に対する内視鏡治療」で、日本では導入されていなかった新しい治療法の有効性を証明する臨床研究（介入研究）を行いました。研究に参加していただいた患者さんの臨床的なアウトカムは良好で、この研究結果でガイドラインの治療ストラ

テジーが変わるのではないかと思っています。

上司に言われた言葉があります。「研究をして論文を書くことでよりよい治療法が広まる。すると自分が直接は治療することのできない世界中の患者さんを助けることができる」という言葉です。臨床医が研究をする意味をよく表した言葉だと思いますし、その現場に身を置いていることでますますやりがいを感じているところです。

誰しも臨床医として働いていれば現代医療の限界という壁に直面することになります。そこで「しょうがない」と考えることもあるかもしれませんが、**一歩踏み込んでその限界を解消しようとするのが「臨床研究」である**と思います。患者さんのために熱心に診療を行う臨床医ほど、臨床研究への親和性があるのではないかと私は考えています。アカデミアで臨床研究者をめざす臨床医の仲間が増えてくれれば、私にとってこれほど嬉しいことはありません。

- 医療以外の世界に触れることで、医師に求められていることに気づくことがある
- 働きはじめてからこれだという診療科が決まることもある。自分なりの選択ポイントをもち、自分の進路がそれに当てはまっているかを考えることが大切
- 臨床現場で感じる疑問や限界がClinical Questionであり、これを解決するのが臨床研究である。臨床研究には「明日の臨床」を変えるパワーがある

文献

1) 「意識調査結果 今の専門領域を選んだきっかけは？」（m3.comアンケート）（https://www.m3.com/research/polls/result/321）、2017
2) 国立がん研究センターがん情報サービス「がん登録・統計」（人口動態統計）（https://gan-joho.jp/reg_stat/statistics/stat/summary.html）、2020

#研究　#消化器内科　#大学病院

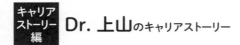

ロールモデルを見つけ、自助努力を惜しまず、そして……

> **市中病院**で、**医長**をしています

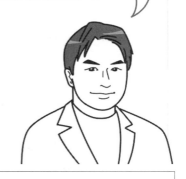

Dr. 上山伸也　　KAMIYAMA Shinya

大阪大学基礎工学部機械工学科にて生体工学を学ぶ。その後、金沢大学医学部医学科入学。在学中は学内でCase Study、感染症勉強会、ACLS勉強会などを主催。初期研修、小児科後期研修を倉敷中央病院、その後、国立成育医療研究センター感染症科で初代小児感染症科フェローとして研修。河北総合病院、東京医科大学病院を経て、2013年より倉敷中央病院感染症科 / 感染制御室 医長。

入学 ○	**大阪大学基礎工学部機械工学科**
入学 ○	**金沢大学医学部医学科**
医師免許取得	
初期研修 ○	**倉敷中央病院**
後期研修 ○	**倉敷中央病院小児科**
	亀田総合病院総合診療・感染症科
	➡岩田健太郎先生に出会い、国立成育医療研究センターの小児感染症科フェローとして推薦いただく
卒後5年目 ○	**国立成育医療研究センター感染症科**
	➡齋藤昭彦先生のもと、初代小児感染症科フェローとして研修を受ける
卒後7年目 ○	**河北総合病院**
○	**東京医科大学病院**
卒後9年目 ○	**倉敷中央病院感染症科 / 感染制御室 医長**
現在	

　倉敷中央病院で感染症科を私一人で立ち上げ、1年で1,400人以上もの患者さんのコンサルトをしています。キャリアに影響したイベントで大きかったのは2つ。倉敷中央病院での後期研修中に亀田総合病院総合診療・感染症科で短期研修を行い、岩田健太郎先生からご指導をいただいたこと。そしてこのときのご縁がきっかけで、岩田先生より、国立成育医療研究センター感染症科の齋藤昭彦先生に小児感染症のフェローとしてご推薦いただいたこと。この2人の先生との出会いが、私を感染症の世界へ引き込みました。

ロールモデルを探していた医学生時代

　自分の医師としてのキャリアを振り返ったとき、その最初のスタートは、医学部5年生のときの松村正巳先生との出会いだと思います。私は今でもそうですが、医学生時代から「とんがって」いました。医師国家試験に合格するためだけの勉強に邁進する同級生に辟易していた私は、医師になってからも役立つような勉強をすることが必要なのではないか、と考えていました。もちろん医師国家試験に合格することは最低条件ですが、そこをゴールに勉強することに嫌気がさしていたのです。

　私はそんな現状から抜け出そうと、医学部4年生のときから、積極的に院外の病院実習へ出かけていました。そんなときに出会ったのが、当時、石川県立中央病院におられた松村先生でした。とても丁寧に診察され、病歴と身体所見から鑑別疾患をもれなくあげていくその臨床能力、そして温厚なお人柄で、患者さんにもスタッフにも優しく接しておられ、そのためかどんな小さな訴えも松村先生のもとに集まってきていました。私も松村先生のようになりたい。こうして私のロールモデルは見つかったのです。

　ロールモデルを見つけることは重要といわれます。自分の考えだ

けで道を切り開いていくよりも、めざす目標があれば、自然とゴールへも早く到達できます。困ったときも「松村先生ならどうやって解決するだろうか」と考えることができます。そしてロールモデルを見つけたら、ロールモデルの先生がたどった道を追いかけ、そしてその先生が成し遂げたことを半分の時間で到達できるように努力することが重要です。ロールモデルになるような先生なので、そう簡単には追いつけないですし、背中すらみえないかもしれませんが、少なくともそれくらいの努力をしなければ、ロールモデルの先生の背中はみえてはきません。その努力が自然と自分を高みに上らせてくれるでしょう。

信念を貫くことの大切さ

　さてみなさんロールモデルが見つかり、目標ができれば、あとは邁進するのみですが、残念ながら日本では出る杭は打たれるもので、足を引っ張られたり、陰口を叩かれたりするものです。私は臨床で役に立つ勉強をしたいと思っていましたから、医学生のときから『Harrison's Principles of Internal Medicine』を愛読し、大学附属病院での実習には『イヤーノート』ではなく、『The Washington Manual of Medical Therapeutics』や『Current Medical Diagnosis & Treatment』をもっていくような学生でした。周囲からみたら、まあ、嫌な奴だったでしょうね（笑）。同級生から存在の浮いていた私は、国試に合格するための勉強会が同級生によって開かれるなか、臨床医として必要だろうと思われる勉強会を、学年を超えた有志を募って、いくつか立ち上げました。ACLS、Case Study、そして論文の読み方などです。論文の読み方については学生だけで読みこなすのは難しいため、大学の総合診療部の門をたたき、野村英樹先生にご指導をお願いしました。当時、私に対して批判的な人が同級生に多くいたため、勉

強会をすることが間違っているのだろうか？とすごく悩んでいたのですが、野村先生から「正しいことをしようとすれば、軋轢が生まれて敵ができるのは当たり前だ。俺は少しくらい敵がいるやつを信用する」というお言葉をかけていただきました。お前は間違っていない、今こうして、勉強会に参加してくれる仲間がいるじゃないか。そういって私を励ましてくれたのです。自分が正しいと信じていても周りから批判の目にさらされると、自分が間違っているのではないかと不安になるものです。敵ができたとしても、**自分の行っていることに対する理解者さえいれば、その信念は貫くべきだ**と思います。

幸運は自分の力でよび込むもの

　私は今、感染症を専門にしていますが、当初は小児科、特に小児救急、集中治療に関心がありました。医学部6年生の夏に臨床感染症の面白さを大野博司先生から学ぶ機会がありましたが、このときは、感染症は面白いけれど小児科医として必須の知識とだけ考えていて、専門にすることはまったく考えていませんでした。しかし初期研修を修了し、小児科後期研修をはじめた頃に指導医から教えてもらうことは、今まで習ってきたことからは違和感のあることばかりでした。CRP検査が病歴や身体所見、そして培養検査よりも重視されていたのです。そんな診療に疑問をもち、亀田総合病院の総合診療・感染症科での3ヵ月の短期研修を希望したのでした。亀田総合病院での3ヵ月は倉敷中央病院からも亀田総合病院からも給料が発生しない無給の3ヵ月でしたが、給料以上に得られたものがありました。自分が勉強してきた感染症の知識が間違っていなかったことが確認でき、大きな自信が芽生え、そして優秀な感染症の先輩方に出会えたことです。その後、倉敷中央病院で小児科の研修を続け

ましたが、重症の小児をなんとか自分の手で助けたいという想いから、この頃の私は小児集中治療に関心がありました。ある子ども病院の集中治療科に進むことを考えて、院長面接まで行っていたのですが、ある日、岩田健太郎先生から一通のメールが届きました。

「米国の小児感染症専門医の齋藤昭彦先生が国立成育医療研究センターに帰ってきて、小児感染症科を立ち上げることになっている。ついてはフェローを探している。僕は上山先生を推薦したいんだけど、フェローをやる気はあるか？」

小児集中治療をやるべきか、小児感染症をやるべきか、正直このとき私には迷いは全くありませんでした。齋藤昭彦先生のもとで小児感染症を勉強するチャンスなんてそうはありません。こうして私は思いもよらぬ幸運から、国立成育医療研究センターの感染症科へフェローとして赴任することになりました。こうして私は感染症の世界へ飛び込むことになるのです。

そしてときを同じくして、大野博司先生より、IDATEN※セミナーの講師としての声がかかるようになりました。2013年に大野先生がIDATENセミナーのマネージャーを勇退され、その後を私が引き継ぐことになるのです。

◆ 幸運をよび込んだ力、それは

私が運がよかったのは間違いないですが、ボケーっとしていてもこのような幸運は舞い込んできません。**常に前へ進もうと努力していた**こと、そのときそのときで**常に最善を尽くそうとしていた**からこそ、このような幸運が舞い込んできたのだと思います。無給でもいいと勉強がしたくて亀田総合病院で3ヵ月一生懸命頑張っていたからこそ、岩田先生の目にとまり、齋藤昭彦先生に推薦していただけたのでしょう。

※ IDATEN は、日本感染症教育研究会（Infectious Diseases Association for Teaching and Education in Nippon）の略称。日本の感染症診療と教育を普及・確立・発展させるため、セミナー開催などの活動を行っている。

また学生時代からモチベーション高く勉強をしていたからこそ、大野先生がはじめた大切なセミナーを任せてもらえたのではないかと思います。仕事の報酬は仕事といわれますが、その努力を、みる人は見てくれているのです。

最後に頼るのは自分自身

◆ 小児科から感染対策委員へ

さて、国立成育医療研究センターで2年のフェローシップを修了した後、実は私には行き先がありませんでした。その当時、私はまだ卒後7年目。子ども病院で感染症科のアテンディングとして働くにはまだ若すぎたのです。

行き先のなかった私に声をかけてくれたのは、当時当直のアルバイトをしていた河北総合病院の小児科でした。河北総合病院は300床弱の病院でしたので、私が国立成育医療研究センターで学んだ小児領域の特殊な感染症をこの病院でみることはありません。成育での経験を最大限には生かすことはできなかったですが、内科志望の研修医相手に感染症の指導をしているうちに、病院内で感染症に詳しい小児科医がいると評判になり、院長先生から声をかけられて、感染対策委員会の副委員長に抜擢されました。そして成人を対象に横断的に感染症をみてほしいと言われたのです。まさに「仕事の報酬は仕事」であったわけです。

◆ 感染症科の立ち上げ

そんな私に大きな転機が訪れたのは、河北総合病院に赴任して2年目の夏でした。倉敷中央病院でお世話になった福岡敏雄先生から「うちに戻ってきて感染症科をやってくれない？」と誘われたのです。専門家集団の倉敷中央病院で、横断的に感染症をみてくれる医

師を探していたらしいのですが、倉敷中央病院で研修を終えた私が感染症を専門にしていることを人づてに聞いて、誘ってくれたのでした。

　倉敷中央病院は1,166床もある大病院です。この病院で感染症科を私1人で立ち上げ、現在は1年で1,400人以上もの患者さんのコンサルトをいただくまでになりました。軌道に乗った要因はもちろんいくつかありますが、私が印象的だった言葉が一つだけあります。ある日、廊下で心臓血管外科の部長の先生に声をかけられました。

　「先生、もともとうちの小児科におったんやってね。僕は先生のこと全く知らないけれど、先生のことを知っている人がね、上山先生のことはよく聞いたほうがいい、信用したほうがいいっていうんよ。だからね、僕は先生のこと信じているからね」

　倉敷中央病院で感染症科の仕事を任されて、うまくいったのは、研修医のときの仕事ぶりのおかげだと思います。研修医のときに一生懸命仕事をしていたからこそ、私に任せても大丈夫だと思ってもらえたのでしょう。もちろん、野心をもって働くことを否定しませんが、**目の前の仕事に当然のように一生懸命に取り組むことが大切なんだ**と、倉敷中央病院に戻ってきてしみじみと感じたのでした。研修医のときの頑張りが、10年以上の時を経て評価されるときがくるなんて思ってもいませんでした。

大切なのは自助努力

　思えば私は医師になってから、ずっとよい仕事をさせてもらってきました。私自身は特別能力が高いわけでは決してありません。私が他の人に誇れる能力があるとすれば、それはただ一つ、努力することだけです。私より頭のよい人はたくさん知っていますが、私よりもたくさん勉強している人はそうお目にかかったことはありません。

あなたの働きぶりはいつも誰かがみています。仕事の報酬は仕事です。よい仕事をしていれば、その働きぶりを認めてくれる人が必ずいます。

一方で、一生懸命に働くことも大事ですが、周囲とのバランスをとることも大切です。倉敷中央病院という大病院でコンサルテーション業務を軌道に乗せるのは正直とても大変で、何度も心が折れそうになりましたが、自分の味方をたくさんつくっておくことで克服できると思います。新しいこと、従来の殻を破ろうとすると、必ず利害が一致しない人が出てきます。足を引っ張られることもあるでしょう。そんなとき、私はいつも恩師の野村先生の言葉を思い出します。

「正しいことをしようとすれば、軋轢が生まれて敵ができるのは当たり前だ。俺は少しくらい敵がいるやつを信用する」

うまくいかないことは多々あるでしょう。でも自分に味方がいれば、その味方を信じて頑張れると思います。

よい仕事を続けるのに大切なことは、ロールモデルを見つけ、自助努力を惜しまず、味方をつくること。信念を貫くのは大変ですが、やがて大きなエネルギーが生まれることを信じて、前に進んでほしいと思います。

- あなたの働きぶりはいつも誰かがみている。よい仕事をしていれば、きっとよい仕事に恵まれる
- ロールモデルを見つけ、自助努力を惜しまず、味方をつくる
- 理解者を得て、信念を貫こう

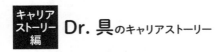
出会いを大切に
機嫌よく過ごそう

> **専門病院**で、**教育啓発**をしています

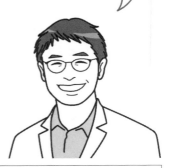

Dr. 具　芳明　　　GU Yoshiaki

1997年 東京医科歯科大学卒業 。佐久総合病院で初期研修、その後、初心を貫くことなくグレて感染症の道に進む。2005年 静岡県立静岡がんセンター感染症科、2009年 国立感染症研究所実地疫学専門家養成コース（FETP）、2011年 東北大学大学院感染症診療地域連携講座（その後、東北大学病院総合感染症科）、2017年からは現在の国立国際医療研究センター病院 AMR 臨床リファレンスセンターで薬剤耐性対策の教育啓発を中心に取り組んでいる。

入学	東京医科歯科大学
医師免許取得 初期研修	佐久総合病院 ・感染症患者を診たことがきっかけで感染症に興味を抱く ➡感染症診療をきちんと勉強したいという気持ちが芽生える
卒後 9 年目 卒後 13 年目	静岡県立静岡がんセンター感染症科 国立感染症研究所実地疫学専門家養成コース（FETP） ・ある地域での抗菌薬使用量を検討してまとめる課題に取り組む ➡薬剤耐性対策という現在の仕事につながるきっかけとなる
卒後 15 年目	東北大学大学院感染症診療地域連携講座 東北大学病院総合感染症科
卒後 21 年目	国立国際医療研究センター病院 AMR 臨床リファレンスセンター
現在	

　医師になったばかりの私が今の自分をみたら驚くに違いありません。当時は想像できないどころか、存在すらしていなかった仕事をしているからです。医師ではありますが、現在の部署では臨床医として働いているわけではありません。かといって純粋な研究者ではなく行政医でもない。まずはそんな私の現在の仕事を紹介します。

薬剤耐性（AMR）対策という仕事

　私は国立国際医療研究センター病院にあるAMR臨床リファレンスセンターという部署で働いています。AMR臨床リファレンスセンターは「薬剤耐性（AMR）対策アクションプラン」（2016年策定）に基づくさまざまな取り組みを行うため、厚生労働省の委託事業として2017年に設置されました。AMR臨床リファレンスセンターは主に、臨床疫学事業と情報・教育支援事業に取り組んでいます。私は後者を担当しており、医療従事者向け、そして一般市民向けの教育啓発が主なミッションとなっています。

　医療従事者向けの取り組みとしては、全国各地でのセミナー開催やeラーニングのコンテンツ作成、各種資材の作成と管理などがあります。多くの専門家に協力をいただきながら、ガイドライン、マニュアルの作成も行っています。一般市民向けには、ウェブサイト（図）やSNSを通じた情報提供を行ったり、繁華街でイベントを行ったり、メディアを通じて情報発信したり、といった仕事をしています。

　これらを進めていくためには、臨床感染症の知識はもちろんのこと、さまざまな場における医療の違いや課題を理解していることが重要となります。内容が多岐にわたるため、医学・医療のみならず心理学、行動経済学、デザイン、マーティングなど幅広い知識も必

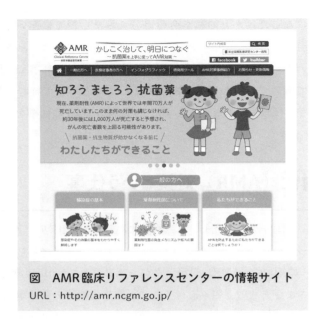

図　AMR臨床リファレンスセンターの情報サイト
URL：http://amr.ncgm.go.jp/

要となってきます。行政機関だけでなく、関係学会や職能団体、さらには民間企業との調整や交渉も日常業務です。こういった仕事に取り組むため日々学び続けることはもちろんですが、私自身がこれまでさまざまな場面で学んできたことが役立っていると感じています。とはいえ、今日に至る過程は決して最初から意図的に計画したものではありませんでした。

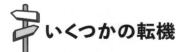

いくつかの転機

　私は1997年に東京医科歯科大学を卒業しました。卒業生の多くは母校の医局にそのまま入局する時代でした。私が大学の医局に残らないことを選んだのは、講義を担当する先生方が楽しそうにみえな

かったこと（生意気です）、そして診療技術をきちんと身につけたいという思いが強かったからでした。一般内科を中心に総合診療的なスキルを身につけ、関心のあった在宅診療を経験し、さらに救急や集中治療にも触れておきたいと考えて（欲張りです）、長野県の佐久総合病院に初期研修医として就職したのです。今よりもずっと乏しい情報のなかで、初期研修には「田舎の大病院」がふさわしいだろうと考えたのでした。

◆ 佐久総合病院で迎えた大きな転機

佐久総合病院には8年間勤務しました。研修医のうちから在宅診療にもかかわり、おおむね当初考えていたような経験を積むことができました。なかでも医師4年目からの3年間の有床診療所勤務の経験は、私にとって大切なバックボーンとなっています。外来で診ていた患者さんがさまざまな理由で入院し、通院が難しくなって在宅診療となり、そして亡くなっていく。そのサイクルを何度か経験しました。今思うと自分のコミュニケーション能力は在宅医療の場で鍛えられました。

最初の数年間は、感染症を専門にするつもりはありませんでした。感染症を意識するきっかけは研修医2年目に救急外来で出会ったクリプトコッカス髄膜炎を発症したAIDS患者でした。日和見感染症への対応や社会的対応など総合診療的な要素が多々あることもあり、HIV感染症も担当することになりました。いつの間にか周囲からは感染症全般の担当とみられていたようで、院内での発熱などについて相談されるようになってしまいました。感染症診療をきちんと勉強したいと考えるようになりましたが、当時は臨床感染症を学ぶ場は少なくハードルが高い状況だったのです。

あるとき、当時静岡県立静岡がんセンターにいた大曲貴夫先生が自身のメーリングリストを通じて出したフェロー募集の案内が届きました。それを読んだ瞬間、大曲先生に会ったことはおろか顔も知

らなかったのに、このチャンスを逃してはならないと思ったのです。その日すぐに長文のメールを送り、そして2005年4月に感染症フェローとなりました。現在につながる大きな転機でした。

◆ 静岡がんセンターで臨床感染症を学ぶ

　静岡県立静岡がんセンターではひたすら感染症の臨床マネジメントを勉強しました。そのなかで、これまでの自分の感染症診療が全く低レベルだったことに気づいたのです。私の診断と治療が未熟なために亡くなった患者さんがいるのではないか、きちんとマネジメントしていれば治せたのではないか、そう思うと夜も眠れない日々が続きました。

　せめて後輩には同じ思いをさせたくないと考え、**自分が学んだことを少しでも還元したい**とはじめたのが毎年秋に行っている「佐久感染症セミナー」です。今年（2020年）で16回目となります。佐久総合病院を巣立った医師が後輩を連れて参加するという好循環が続いて毎年盛況なのは嬉しいかぎりです。

　静岡県立静岡がんセンターではアウトブレイク対応に取り組むこともあり、見様見真似で情報収集や症例対照研究を行ったりもしました。なんとなく結果は出るものの正しい方法かどうか全く自信がなく、院内感染対策としてのアウトブレイク対応をきちんと行えるようになりたいと考えるようになりました。あるとき国立感染症研究所に実地疫学専門家養成コース（FETP）があることを知り、何だか（勝手に）縁を感じてFETPで実地疫学の研修を受けることにしたのです。

◆ FETPでの貴重な経験

　FETPの門を叩いたのは2009年のことです。この年はインフルエンザのパンデミックが発生した年でした。ある意味、またとないタ

イミングで研修を開始したことになります。目論見と違っていたのは、アウトブレイク対応といっても院内感染対策ではなく公衆衛生対応としての活動であり、思っていた内容と少々（だいぶ？）異なっていたことでした。とはいえ、公衆衛生の現場に触れ、それまで**感染症を一面からしかみていなかったことに気づいた**のです。感染症という大きな山は広い裾野をもっています。それまで私はこの山を一つの方向から眺め、登ろうとしていました。しかし、裾野を向こう側に回り込むと違う光景があり、そちら側から登ろうと挑んでいる人たちがいるのです。それを実感できただけでもFETPで研修した価値がありました。

　FETPではテーマを1つ選んで2年間でそれをまとめる課題があり、悩んだ末に薬剤耐性対策に狙いを定め、ある地域での抗菌薬使用量を検討してまとめました。当時は日本国内の抗菌薬使用量に関するデータがなかったのです。これが現在の仕事につながっていくきっかけとなりました。

　もうひとつ、FETPで大きな経験となったのは、マニラにあるWHO西太平洋地域事務局（WPRO）に2ヵ月間勤務したことです。Rumor Surveillance Officerという職種でした。メディア情報をスクリーニングし、各国からの報告と合わせてWHOとしての対応が必要かを評価し、毎朝のミーティングで報告するのです。朝5時頃には出勤し、毎日時間との戦いでした。考え方や習慣の違いをコミュニケーションで埋めていきながら多国籍のチームで取り組んだことはよい経験になりました。当時、国立感染症研究所にいらした岡部信彦先生はよく「WPROでの経験はじわじわくるから」とおっしゃっていました。たしかに今にじわじわとつながっています。

＃第4の道　＃教育　＃啓蒙　＃感染症科　＃公衆衛生　＃専門病院

震災、そして薬剤耐性対策へ

　　FETP修了後は東北大学（賀来満夫先生）にお世話になることになりました。少々早めに引っ越す予定でいたところ、その前日に大きな揺れに見舞われました。東日本大震災です。引っ越しは延期となってしまいましたが、高速バスで仙台に入り、津波被害を受けた地域への感染対策支援活動に参加しました。津波であらゆるものが流され、人々が積み上げてきたものが一瞬にして奪われた光景は、さながら文明の敗北を思わせるものでした。当たり前だと思っていたものが消え去ることが現実にあるのだという実感は、現在の薬剤耐性の取り組みにもつながっています。

◆ 東北大学と欧州でさらに経験を積む

　　東北大学ではさまざまな活動にかかわりました。臨床面では主に院内コンサルテーションに携わりました。それまでにほとんど経験

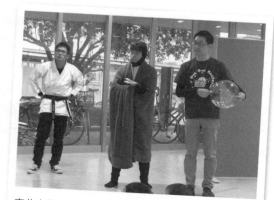

東北大学にて。学生が企画した一般向けイベントに出演（右）。

がなかった心臓手術や固形臓器移植に伴う感染症など、マネジメントに苦心することも多くありました。被災地の支援活動にはさまざまな形でかかわりましたし、学生教育は教える側に立ってはじめて気づくことが多く新鮮でした。大学から早々に出ていった自分が大学教員になるとは、どんな縁があるかわかりません。しばしばいわれるように大学教員の業務は実に多岐にわたり、積み重なると少々辛いですが、**大学でしか経験できないこと**は確かにあります（逆に、大学では経験できないこともたくさんあります）。

　あるとき、幸運にもある奨学金をいただき、好きなところに短期研修に行ってよいことになりました。FETP時代、抗菌薬使用量の研究をまとめた際に最も参考にした論文の筆者であるGoossens教授（アントワープ大学、ベルギー）のもとで勉強したいと考え、欧州の学会に参加した際に直談判して短期研修することとなりました。スウェーデンの首都ストックホルムにある欧州疾病予防管理センター（ECDC）にもつないでいただき、この2ヵ所を回ることができました。このときに学んだことや人とのつながりは、今に至るまでさまざまな形で役立っています。

　これらの活動を通じ、自分のテーマが薬剤耐性菌対策や抗菌薬適正使用への取り組みへと絞られてきました。欧州の状況を学ぶにつれ、日本でも薬剤耐性対策のムーブメントを起こさなくてはと悶々とした時期もありました。そうこうしているうちに日本政府が「薬剤耐性（AMR）対策アクションプラン」を作成し、AMR臨床リファレンスセンターが国立国際医療研究センター病院に設置されることになりました。AMR対策は待ったなしです。医療現場、そして社会に貢献したいとの思いで現在の職場に移りました。

#第4の道　#教育　#啓蒙　#感染症科　#公衆衛生　#専門病院

格好よくは語れないけれど

　振り返ってみると、私は戦略的に自分のキャリアを考えてきたわけでもありません（だから経歴をダラダラ書くことしかできませんでした）。そもそも初志貫徹していたら感染症を専門にすることはなく、臨床を離れて公衆衛生の場に入ることはなく、大学に勤務することはなかったはずです。結果的には**自分の関心の広がりから進む道を決めてきました**。曲がり角まできたら別の風景がみえたからそちらに進む、というのをくり返して今に至ったという感じです。じっととどまることができない性分なのかもしれません。

　私は自分と同じように動くことをみなさんに勧めようとは思いません。キャリアとは履歴書の行数が増えることではありません。先輩や友人たちのなかにはじっくりと地域に腰を据えて働いている人たちもいます。医療人としての彼らの実力や深い洞察からは、いつも学ぶことばかりです。**動いてわかることはあるけれど、動かないからこそわかることもある**のです。

　一ついえることは、**いろいろな人との出会いが人生を豊かにする**ことです。出会いは日々の診療のなかにもたくさんあります。医師という仕事は多くの人に出会うチャンスを得やすい職業です。ぜひ機嫌よく（これ大事です！）日々を過ごしてください。

- 一つにとどまらず、自分の関心の広がりから進む道を決めてきた

- とはいえ、動いてわかることもあるけれど、動かないからこそわかることもある

- いろいろな人との出会いが人生を豊かにする。機嫌よく日々を過ごそう

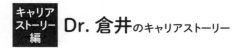

好きなこと得意なことを
つぶやき続ける

専門病院で、**管理職**をしています

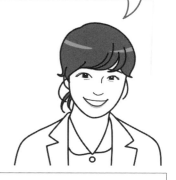

Dr. 倉井華子　　　　　KURAI Hanako

1996年 富山医科薬科大学医学部入学。寄生虫学講座に入り浸る。2002年 都立駒込病院ジュニアレジデント。修了後、シニアレジデント1年目でバングラデシュのICDDR（国際下痢センター）に1ヵ月留学。帰国後、横浜市立市民病院感染症内科に就職。感染症マネジメントの自信はついたものの、ベストな考え方を求め、2010年 静岡県立静岡がんセンターに移動。翌年から同センター感染症内科部長。静岡県の抗菌薬適正使用プロジェクトのリーダー兼任。傍ら、寄生虫や衛生動物を探しフィールドワークも企画参加。

入学	○	**富山医科薬科大学医学部** ・寄生虫学講座に入り浸る
医師免許取得 初期研修	○	**都立駒込病院**
卒後3年目	○	**バングラデシュ ICDDR［1ヵ月留学］**
卒後3年目	○	**横浜市立市民病院感染症内科** ・感染症マネジメントを行う自信がついたが、これがベストな方法なのか疑問が芽生える ➡腰を据えて自分の足りない点を補いたい
卒後8年目 卒後9年目	○ ○	**静岡県立静岡がんセンター** **同センター感染症内科部長** ➡与えられた環境のなかで、自分の得意なことを伸ばし、頑張る大切さを学ぶ
現在		

　虫系感染症内科医といえば、倉井華子といわれる存在になってきました（そもそもそんなジャンルがあるのかわかりませんが……）。キャリアプランを意識せず、好きなことや得意なことをやっていたら今のスタンスになりました。

現在の仕事：倉井の表の顔

　2010年より静岡県立静岡がんセンター感染症内科に所属しています。当院は2005年に国内のがんセンターではじめて感染症内科が設置されました。その後、全国のがん専門病院に感染症内科が増設されるようになり、当科の卒業生が立ち上げに携わっています。現在も3人の常勤、4人のフェロー、1人の非常勤医師が所属する大所帯で活動しています。

　がん患者さんは化学療法やステロイド投与などによる免疫不全、デバイス留置、低栄養などさまざまな感染症リスクを抱えています。また、抗菌薬治療歴が多いことから多剤耐性菌や真菌感染など微生物面でも注意が必要な集団です。

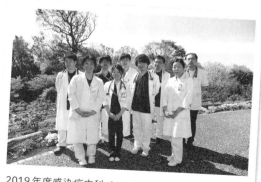

2019年度感染症内科メンバー

◆ 感染症内科の仕事

　感染症内科の仕事は、①コンサルテーション、②感染対策、③職員健康管理、④予防接種が主なものです。コンサルテーションでは発熱の原因精査や、術後感染症、血液培養陽性例、発熱性好中球減少症などの原因解明が主なものです。また今は抗菌薬適正使用に力を注いでいます。好中球減少時のグラム陰性桿菌感染症では初期治療が適切でなかった場合、死亡のリスクが上がります。抗菌薬適正使用を進め、耐性菌を減らす活動が当院では必須な仕事です。

　抗菌薬適正使用活動は院内だけにとどまりません。発熱患者の大部分は診療所で治療を受けています。処方されている抗菌薬のほとんどは診療所で使用されており、耐性菌を防ぐためには、病院外での啓発活動も必要です。静岡県では2018年2月に静岡県感染症発生動向調査委員会のもとに、薬剤耐性（AMR）対策部会が設置されました。行政組織とは別に有志のチーム、静岡県耐性菌制御チーム（Antibaiotic Awareness Sizuoka：AAS）も2017年3月より活動をしています。両者の関係を病院の組織に当てはめると、方針を決める院内感染対策委員会がAMR対策部会、現場で実際に活動を進めるICT（Infection Control Team）がAASで、2つのチームリーダーを私が兼任しています。

　現在の活動は、院内感染症内科のチームマネジメントと教育、院外講師、原稿執筆、県の活動、地域の感染症ネットワークづくりなど、多岐にわたっています。

倉井華子の真の姿

　前節のような話をするとかっこいい仕事をしている女医というイメージを抱かれるかもしれません（え、抱かない？）。が、本当は人間界よりも虫の世界のほうが住み心地がよいと感じています。虫好

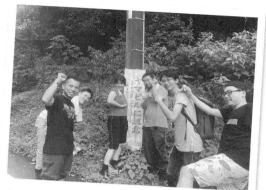
ヤマビル採取の仲間たち

きといっても、チョウやカブトムシなど一般的な昆虫には興味はなく、ヤマビルやカなど人を吸血する、嫌われ者の虫や寄生虫が好みの変わった嗜好をもっています。今のペットはヤマビル（エサは私の血）とマダガスカルゴキブリ（森林にすむおとなしいゴキブリ）で、45匹＋1人の大所帯です。

　虫好きをアピールしていると、最近少しずつ、虫関連の仕事やコミュニティが広がってきました。2018年度から2つの雑誌で寄生虫や衛生動物※の連載をしており、虫に関する講演依頼も増えています。虫仲間も増え、雪解けがはじまればサナダムシを求めサクラマス釣りに、春にはサルの糞に潜むアメーバを求め山に入り、夏から秋はリケッチアのベクターとなるマダニやヤマビル採取にと、季節を感じる野外活動をみんなで楽しんでいます。

※　人間の衛生に直接的な害を及ぼす有害動物の総称。

倉井華子が形成されるまで

◆ 好きなことは好きと言い続ければ縁がつながる

　小さな頃から一般的な昆虫ではない虫が好きでした。ハチ、アリ、カ、イモムシ、カイコなどの嫌われ者たちや、身近な虫、小動物を飼っていました。ネズミ、トカゲ、カエル、イモムシ、イラガの幼虫、カイコなど……ペットとしては一般的ではなかったと思います。許してくれた親に感謝しています。小学校の検診でギョウチュウが見つかり、親に怒られた理不尽な記憶もありますが、今思えば最初の寄生虫との出会いでした。

　虫や草を愛する気持ちはその後も続き、高校3年まで農学部に行くか、医学部に行くかを迷っていました。答えを求めていろいろな本を読みましたが、医学部に行くのを決めた一冊は目黒寄生虫館の元館長、亀谷 了先生の『寄生虫館物語』でした。一気に人と寄生虫の関係に魅せられて医学部を選択しました。

　富山医科薬科大学（現 富山大学）に入学し、幸い寄生虫学講座があったため学生時代はずっと講座にお世話になっていました。その当時の助教授、上村 清先生も破天荒な先生で、一医学生の私が他の教室の先生に同行してアジアやアフリカといった海外の医療事情や感染症について現地で学べるよう取り計らってくださいました。教室のカやクモのお世話や実験の手伝いに加え、長崎大学熱帯医学研究所で行われた約1ヵ月の寄生虫検査（遺伝子検査や培養検査）の研修にも行かせていただきました。学生時代から学会や研究会での発表や投稿を経験できたのも非常にありがたい経験です。学生時代に培った縁がいまだに自分を助けてくれます。

　初期研修で選んだのは輸入感染症とHIV感染症に強い都立駒込病院でした。味澤 篤先生をはじめとした臨床センスのある先生に指導

いただけるのに加え、青木 眞先生のレクチャーを週一で受けられる、本当に贅沢な環境でした。2年半経過したところで転機が訪れます。1ヵ月間、バングラデシュのICDDR（International Centre for Diarrheal Disease Research：国際下痢センター）で研修し、回虫に罹患しました（3回目の寄生虫罹患歴）。その直後に横浜市立市民病院感染症内科で常勤医を探していると知り、応募することにしたのです。当時、腸管感染症が専門の相楽裕子先生がトップで、面接のときに「あなたはどの下痢病原体が好き？ え、回虫飼ってるの」と盛り上がったことが採用ポイントだったと信じています。横浜市立市民病院では多くの輸入感染症やHIV感染症、一般感染症、感染対策などをおなか一杯経験させていただきました。自分の経験を磨くことができたと思います。

◆ ひたすら臨床をやり続け、「本当に自分のやっていることがベストなのか?」と思う時期が来る

ただ数年経つうちに、本当にこれでよいのか？と思う時期が来ます。ほとんどの症例を回すことはできるようになった自信はつきました。でも「本当に自分のやっていることがベストなのか？」と自問するようになったのです。ただし忙しくて調べものをする時間がなく、一度腰を据えて自分の足りない点を補いたいと思うようになり、静岡県立静岡がんセンターに異動しました。当時、感染症科の部長だった大曲貴夫先生には、勉強のしかた、うまくいかないときやエビデンスが少ない領域での思考過程、組織のマネジメント方法など、仕事術について徹底的に教えてもらいました。そして1年あまりで突然「俺、異動するからよろしく！」と言われ愕然とする日がきました。

◆ 自分にはできないかもしれないけれどもとりあえずやってみる

　まさかのがんセンター部長が降ってきました。正直なところ、話を聞いて数ヵ月は動揺が続きました。ですが、教えてもらったことを生かしながら、積み上げられてきた文化を壊さないように進むうちに、何とか人も増え現在に至ります。本当によいチャンスをいただいたと今は感謝しています。ピンチはチャンスといいますが、**与えられた環境のなかで頑張ればなんとかなる**ものです。常に意識をしていたのは「**自分の軸をぶらさない**」こと。静岡県立静岡がんセンターの感染症内科の軸は「一つひとつの臨床症例を大切にすること」「疑問を疑問のままに終わらせないこと」「常にチームと調和を意識して動くこと」であり、この姿勢は貫きたいと思っています。

◆ 心がけていること：自分が得意なことを伸ばしていこう

　静岡県立静岡がんセンターで働くなかで、自分の得意な役目がみえてきました。私はチームのマネジメントが得意で、人と縁をつくり、人と人の縁をつなげ、ネットワークをつくり、最適な人材とタスクが何かを考える仕事に長けています。逆に論文を書くことや研究をすることは苦手です。**苦手は苦手と意識しながら、得意なことがどう社会に貢献できるかを考えた**結果が、静岡県の感染症ネットワークづくりです。抗菌薬適正使用や耐性菌対策に加え、2020年4月現在は新型コロナウイルス感染症対応に追われています。今まで培った人脈を生かし、いかに地域で混乱が少ない対応ができるかを模索しています。

　好きといえば虫！ 虫も好き好きと言い続けていたところ、だんだん仕事が増えて今は幸せに生きています。みなさまもさまざまな場所で自分探しや人生選択を迫られているかもしれません。こんな人生もあるんだなと気楽に読んでいただければ嬉しいです。

- 「自分の軸をぶらさない」ことを意識しながら与えられた環境のなかで頑張れば、なんとかなる
- 自分が得意なこと、好きなことを伸ばしていこう

Dr. 志水のキャリアストーリー

後輩指導で自分が 大切にしていること

> **大学**で、**後輩指導**をしています

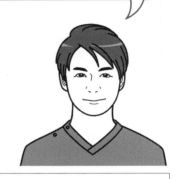

Dr. 志水太郎　SHIMIZU Taro

2005年 愛媛大学医学部卒業。江東病院、市立堺病院内科チーフレジデント修了。数ヵ国での総合内科武者修行・教育活動とともに、2012年 練馬光が丘病院総合診療科ホスピタリストディヴィジョンチーフ、2014年 東京城東病院総合内科チーフとして2つの総合診療科の立ち上げを経て、2016年 獨協医科大学。2018年より獨協医科大学総合診療医学初代主任教授。公衆衛生学修士（米エモリー大学）、経営学修士（豪ボンド大学）、医学博士。

入学	**愛媛大学医学部** ・英レスタ大学医学部に短期留学。教育レベルの高さに衝撃を受ける。帰国後、学生による医学教育改革案を作成し、反響を得る ➡ 医学教育に興味を抱く
医師免許取得 初期研修	**江東病院** ・自分なりのカリキュラムと"自分教育システム"をつくりあげる。研修修了時は後輩向けのマニュアルも作成
後期研修	**市立堺病院 チーフレジデント**
卒後8年目	**練馬光が丘病院総合診療科ホスピタリストディビジョンチーフ**
卒後10年目	**東京城東病院総合内科チーフ** ・2つの総合診療科を立ち上げる
卒後12年目	**獨協医科大学病院総合診療科 診療部長** **同総合診療教育センター センター長**
卒後14年目	**獨協医科大学総合診療医学講座 主任教授**
現在	

　私は総合診療領域の医師です。獨協医科大学病院での総合診療科の立ち上げも担当させていただきました。現在は、同大学総合診療医学講座の主任教授という立場から後輩育成に携わっています。後輩育成において自分が特に重視していることは、リーダー育成の一点につきます。

現在地にたどりつくまで

　もともと医学教育には学生時代から興味がありました。愛媛大学医学部に入学した私は、医学部3年生のときから愛媛大学解剖学実習のティーチングアシスト制度を利用して後輩に解剖を教えたり、同級生たちと休み時間に症例集などを使って勉強会を開いたりしていました。

　医学部6年生のときにはイギリスのレスタ大学医学部に短期留学する機会を得ました。日本との医学生教育の違いに刺激を受け、「学生による医学教育改革案」を学生総会で取り決め、教授会に提出することもしました。

　初期研修は江東病院で受けましたが、初期研修制度がはじまったばかりの頃で環境が十分整っていない状況でした。そこで自分なりのカリキュラムと"自分教育カリキュラム"をつくり、修了時には総まとめとして後輩向けのマニュアルも作成しました。

　とはいえ、これまで順風満帆な人生だったのかというと、決してそうではありません〔詳細は『MMF』（志水太郎／著、羊土社、2018）などを参照〕。実は初期研修もアンマッチだったのです。ただ、そのときどきでできるかぎりのアンテナを張っていたことが、思いもよらない出会いを生み、総合診療医へ、そして後輩指導へと、自分を導いていってくれたのです。

総合診療に必要なもの

　　総合診療の働き方や現場セッティングは幅広く、私はいわゆる新
制度でいえば「病院総合診療」の仕事を主にしています。専門医の
議論の詳細は省きますが、いずれにせよ、現在の卒後教育システム
では2年間の初期研修を終えたのち、医師は後期（専門）研修とな
り、その後、スタッフとなっていきます。総合診療も臓器別と同様、
一つの専門性であり、そのため専門的な訓練が必要です。その内訳
については、現在JUGLER（Japan University General Medicine Lead-
ership and Education Roundtable）という大学病院総合診療科を中心
としたチームで、訓練をモジュール化して「見える化」する活動を
行っています。

　　いずれにしても、これから指導医・リーダーとなっていく後輩た
ちには、**目的をもって自分なりの指標を立て自律的に伸びようとす
る姿勢**がまず必要です。先輩指導医はそれをフィードバックしつつ、
時に軌道を修正したり、迷ったときは導きながら後輩の成長をサポー
トする役割を担うものという位置づけです。

どのように目的や目標を設定するか

　　どのように目的や目標を設定するかですが、ここでは、自分の経
験もご紹介しながら進めたいと思います。

　　現在の病院総合診療業界を俯瞰すると、各施設・チームの新しい
リーダーは、卒後10～15年目の若手医師が担っています。例えば
私の場合、卒後8年目（練馬光が丘病院）、卒後10年目（東京城東
病院）、卒後12年目（獨協医科大学病院）でそれぞれ総合診療／総合

内科部門のリーダーとしての立ち上げを務めた経緯から、やはりお示しした年次的な経過をたどっているといえると思います。内科部長や外科部長などになる年次は一般的には20年目前後のイメージ（個人的な）ですが、人材もリーダーも不足している総合診療業界ではリーダー的立場の役回りが他の領域よりも早く来ることは想像に難くありません。言い換えれば、総合診療はリーダー年次になることが"低年齢化"している領域ということもできます。これはリーダーを務めたい人にとってはチャンスでもありますが、一方、その年次までに養わなければならない力もあり、**戦略的に考えながら訓練を日々組み立てていく**必要があります。

スタッフ年次（卒後5〜10年目）に求められる力

　後期研修が5年目で終わり6年目からスタッフになるに当たり、総合診療の若手はスタッフ年次でどのような訓練をやればよいかがわからないため、モチベーションを失いがちです。現実には卒後6〜10年目くらいで必要になるスタッフレベルの技術の訓練は、5年目までとは違います。この年次は指導医の年次であり、リーダーシップ、マネジメント、そして教育についての技術が必要になります〔詳しくは『愛され指導医になろうぜ』（志水太郎／著）、日本医事新報社、2014参照〕。同時に、個人的な臨床面の訓練としても、後期研修医よりも迅速な臨床技術に加え、現場で目の前の患者ケアに必要なエビデンスを即座に検索してくるようなオンライン情報収集の力、そして必要なタイミングで症例に即して教育ポイントを見抜き、伝えられるような「教育的な洞察力」なども重要になってきます。また、エビデンスをつくって国内外に発表する論文作成のためのロジックの力、アカデミックライティングを鍛えるのもこの時期ですし、商

業誌などに投稿し自身の国内への拡散力を付けていくのもこの時期です。

リーダー年次（10年目以降）に求められる力

　10年目以降は前述だけではない力、具体的には、チームを率いるだけでなく、チームを立ち上げ、発展させ大きくし、さらに持続可能に安定させる力も必要になります。管理職の管理的業務が増え、臨床から離れるような気が一見するものの、やってみるとわかりますが、実はこのような経験がさまざまな角度から臨床的な力も高めてくれることになります。

　例えば、リーダーとして臨床チームの連携をとったり決断をしたりしなければならない複雑なケースでは、チームが担当する患者さんの予後や診断の精度が変化することがあります。多くの科がかかわったり、臨床的情報のノイズが多く入った複雑な診断困難事例などはその代表例でしょう。そのような難しい事例をうまくオーガナイズするうえでの柔軟なコミュニケーション力、決めるべきときに決める決断力、的確な判断力をリーダーが示すことで、症例のケアがよい方向に進みます。それらの力を発揮するには、単なるコミュニケーション力や決断力だけでなく、根幹にある信念や意思決定力を裏打ちする臨床力が必要となります。これは、単独のプレイヤーとして症例を診断・マネジメントするレベルよりも大きな精神的負荷がかかります。そのため、逆にいえば単なる一プレイヤーとしての訓練では得られない臨床的な経験が獲得できます。臨床のExpertiseを真の意味で鍛えるうえでも、臨床チームのリーダーの経験とフィードバックは必要といえると思います。

　このように、リーダー年次の訓練にはそれまでの指導医クラスの

訓練とは違う次のレベルの訓練が存在し、このことを実感して、または想定してキャリアを進んでいくことが、自分をより高みに鍛えていく助けになると私は考えています。

どうか "優しいお医者さんになってほしい"

それから、せっかくの機会なのでここに書かせていただこうと思うことがあります。リーダー育成の前提にもなることですが、将来総合診療に必ずしも携わらない医学生も含めた、すべての医学生や研修医への後輩指導の重要点です。

現在、私のいる総合診療科にクリニカルクラークシップの学生さんが毎週のように回ってきます（2019年度から4週間で1クール10名程度）。学生さんにいつも自分が指導するのは

「君たちに求めたいことは一つ、"優しいお医者さんになってほしい" という、ただこれだけなんだ」

ということです。知識や手技などはいつでもどこでも身につきます。それよりもはるかに重要なのは、その医師がどのような姿勢で患者さんと向き合うことができるかです。究極的には、これが診断や治療に向き合う臨床医としての具体的な行動の強力な基盤となると思います。患者さんのことを考える "優しい" 医師は、患者さんのために勉強をするし、患者さんのために技術を上げようとするので、知識や技術のレベルは自ずと上がってくると思います。

この "優しい" の定義は何かというと、WHO憲章における健康の定義になぞらえ、その人の身体・精神・社会における改善を心から願って行動できる、ということになるでしょうか。端的には、医師が患者さんを診るとき、相手が身内の誰かと同じくらい心配して対応できるかということになるのではと思います。これを「身内の人

123

メソッド」と自分ではよんでいます。自分の十数年のキャリアで上級医から後輩たちまでさまざまな医師と出会ってきましたが、臨床的によい結果を出している医師たちはみな、この"優しい"医師、人を分け隔てなくおもんぱかる心をもった医師ということは共通していました。それだけに、この"優しい医師になってほしい"というメッセージを伝える指導は、私の後輩指導において中核となっています。

　このことを忘れずにリーダーまで成長したドクターは、自らの成長にも熱心であることはもちろん、相手の話を聞き、戦わず、みなのことをきちんと考えて俯瞰的視点から行動するようなバランスのよいリーダーになることと思います。

- 目的をもって自分なりの指標を立て自律的に伸びようとする姿勢と、戦略的に考えながら訓練を日々組み立てていく必要がある
- 求められる力と訓練は変化することを想定する
- 求めたいことは一つ、"優しいお医者さんになってほしい"という、ただこれだけ

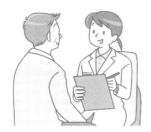

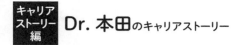

グローバルに活躍できる
ドクターになり、
日本を盛り上げたい

頑張る医師が幸せになる世の中にするため起業しました

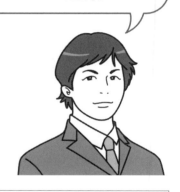

Dr. 本田泰教　　HONDA Yasunori

信州大学医学部医学科卒業。日本赤十字社医療センターで研修を開始。内視鏡治療で世界的権威になることを目標としていたが、これからの時代はテクノロジーにより医療が激変すると確信し、卒後6年目に欧州最大の戦略コンサルファームである株式会社ローランド・ベルガーに入社。製薬・医療機器メーカーの経営陣の方々に対して中長期戦略提案などでビジネス経験を積む。現在は株式会社OPExPARKの代表取締役社長として、手術室IoTのプロダクトを強みとし、日本の医療技術・ノウハウを世界に輸出していくことに注力している。

入学	信州大学医学部医学科
医師免許取得 初期研修	日本赤十字社医療センター
後期研修	日本赤十字社医療センター 消化器内科 ・AI/ロボットなどヘルステック分野の未来に関心をもちはじめる ➡ヘルステックの恩恵を与える側の Player になりたいと決意
卒後6年目	株式会社ローランド・ベルガー コンサルタント
卒後7年目	株式会社OPExPARK 代表取締役社長兼 CEO
現在	

当初まったく想像していなかったキャリアを進んでいる現在ですが、「グローバルに活躍できるドクターになり、日本を盛り上げたい」というビジョンは医学部に入ってから一貫しています。もともと起業するつもりだったのかという質問をよく受けますが、答えは断然Noです。医学生の頃には起業という選択肢があることも気づきませんでしたし、むしろ起業する数年前まではキャリアについて悩むことなどまったくありませんでした。自分はまだ何かを成し遂げたわけではなく、キャリアに関して意見をいえる立場ではありません。ただ<u>戦略コンサル→起業に進んだ医師がどういう経緯でどういう道のりをたどったのかリアルな詳細が書かれているものは少なく、特に5年目以降のキャリアが参考になれば</u>と今回執筆を決意した次第です。医学部・病院では学べない経験もお伝えしたいと思います。

大学時代

振り返ってみると、大学時代の過ごし方は医師のキャリア形成で意外に重要だと感じます。私は大学時代に消化器内科に進むことを決め、グローバルに活躍できる医師になるという目標を立てました。可能性（キャリアの選択肢）を増やすために、大学時代に重要だと思うことを簡潔に2つ程度述べさせていただきます。

①勉強と部活と遊びは全部全力投球すべし

表現が矛盾しているかもしれませんが、大学時代は人一倍遊び、人一倍勉強し、人一倍ラグビーをしていました。よく大学生活中は部活だけやっていればいいと先輩から言われますが、**勉強をして損はない**と思います。大学のカリキュラムで、成績をしっかり残していれば海外留学できる制度がある学校は多いと思いますが、積極的に挑戦するべきです。私は3回生でスウェーデンのカロリンスカ研究所、6回生でカナダのトロント小児病院に1ヵ月留学しましたが、

他国での臨床・研究を肌感覚で感じられたことはこのうえない貴重な体験だったと今でも思います。長野県のボディービル選手権チャンピオンかつテストで1位を連発という刺激的な同期の存在も大きく、毎日が興味深いものでした。とりあえず部活と遊びに全力投球し、残りの余った時間は図書館で勉強するスタイルをとっていましたが、今の生き方の原点にもなっています。ただUSMLE（米国医師免許試験）を途中で投げ出したのは反省しています。

②全国、全世界に信頼できる仲間を探すべし

当たり前のことですが、大学を卒業すると急に自由がなくなります。それゆえに病院や研究室での時間が大半となり、人脈の新規つながりを開拓する機会が減ります。ですので、在学中に**いろいろな世界で友だちをつくる**ことをお勧めします。表面的な知り合いが増えても意味がないという意見もあるかと思いますが、出会いを増やさないと気の合う仲間を見つける割合も減ってしまいます。私の場合、病院見学で知り合った全国各地の先生や同期に現在もよく助けられたりしていますし、世の中、何がどうなるかわからないものです。ただ、海外とのコネクションは現在もあまりつながりはなく、他国の友だちをあまりつくらなかったことは心残りです。

初期研修医時代

初期研修をいかに過ごすか、みんな気になると思います。働き方改革が叫ばれる昨今、いろいろな意見がありますが、そのなかで自分のキャリアを大きく羽ばたかせたいという意志があるならば、私が重要だと思うことは3点です。

①ピンチな状況を求めるべし
②将来の専門とする分野以外のことを一生懸命学ぶべし

③自分を常に客観的に評価し、自分のあるべき姿を常に意識すべし

①ピンチな状況を求めるべし

　ピンチな状況に関しては、当直と地域病院派遣が個人的には一番大きな経験でした。私が研修を行った日本赤十字社医療センターでは、2年目で内科関連の初期対応すべての権限を実質任されるという当直制度でした。ゆえに1年目から常に、自分が上級医ならどう判断するという危機感をもって学べました。救急外来で、敗血性ショック＋心筋梗塞＋間質性肺炎急性増悪を自分一人が同時に対応しなければならない状況などもありました。重圧を感じた一方で、自分のスキルを総動員するすべを学ぶことができました。また地域病院派遣では完全主治医制がしかれ、一人で、入院→インフォームドコンセント→治療→退院の一連の流れを担当しました。COPD急性増悪に対してNPPV導入や神経サルコイドーシスやベーチェット病の診断・治療を行うなど、当時は経験もなかったのですが何とか乗り切ることができました。自分の医師としての成長を最も感じたときはこのような状況でしたし、そのような状況を途中から求めるようになりました。

②将来の専門とする分野以外のことを一生懸命学ぶべし

　専門分野に関しては、嫌でも3年目から勉強が必要です。逆に、専門外に関するノウハウは3年目以降忘れる一方です。初期2年間でよくわからなかった専門外のことは、結局、3年目以降もっとわかりません。専門だけできていれば評価されがちな世界ですが、日常業務では専門外分野の対応をそつなくこなすことで時間を有効活用できることも多いものです。些細なことで他科コンサルをするのは労力と時間がかかります。この専門外の知識の重要性を説いてくれる上司は意外に少ないと感じます。

③自分を常に客観的に評価し、自分のあるべき姿を常に意識すべし

　　外に目を向ける時間が少なかったことは大きく反省しています。グローバルに活躍できる医師になるために何が必要なんだっけ、という思考も停止していた気がします。後期研修（医局）も、居心地がよかったことにかまけて初期研修からの延長の道を選びました。後悔はないですが、自分の目標と向き合い、もっと考えて選択する必要があったかと思います。手技系でスペシャリストをめざす人にとってはどこで修行するかはきわめて重要であり、何となく選んでいる時点で覚悟が足りなかったかなと思います。

後期研修医時代

　　後期研修医時代に戦略コンサルへの転職を決めた転換期を迎えます。なぜこのような道を進むことにしたのか、1年ごとにふりかえります。

◆3年目

　　消化器内科のことを勉強することに夢中でした。医師としての責任が一気に増え、最初の1年間はがむしゃらに働いた記憶があります。心から尊敬する兄貴分の先生に認めてもらいたい一心で、大半の時間を病院で過ごしました。その先輩から「後期研修医の間は目の前の人を救うことに専念しろ。6年目からは目の前の人だけでなく世界中の人を救えるように研究にも取り組め」と言われ、とても心に響いたのを今でも覚えています。この1年間は目の前の人を、より幸せにすることだけに集中していたと思います。

◆4年目

　　重症患者を担当する機会も増え、チーム内で一番担当患者数が多

いのは本田という自負もあり、さらに負荷を増やし臨床にいそしむ日々を送っていました。下部内視鏡施行が本当に楽しい時期でした。また胆膵分野に関して、日本でもおそらくトップクラスの術者の手技を目の前で視られる機会があることがエキサイティングでした。

デバイス開発にも興味を覚えていたため、ある日、その先生にどのようなデバイスをいま開発しているか質問しました。すると「俺の手技をどの医師でも容易にできるようなデバイスを開発している。今後は術者が誰でも俺の戦略・技術が再現できる時代がくる」と返答がありました。ただただ衝撃でした。

また病院の立地上、社会的にとても成功されておられる患者さんもたくさんおられました。コミュニケーションが好きだったので病室にいる時間が他医師に比べて多いのが自分の特徴でしたが、さまざまな経営者と話す機会もありました。経営者はみんな、とてもいい顔をされており、伺う話からもカッコイイ生き方が垣間見え、よい刺激をたくさん受けました。この時期から医療の課題をいろいろ感じるようになり、どういうソリューション方法があるかなど、同期と議論するのが楽しくなってきました。そのなかで病院経営の理想と現実のギャップに関してもいろいろ思うことが多く、医療でも上の地位に立つ場合は経営者の能力が必須だと思いました。

◆ 5年目

後期研修医としてはできることも頭打ちし、日々がルーチンワークのようになっていました。まずはESDやERCPなど手技系の勉強をさらに追求しようとしましたが、あまり他施設の手技を学ぶ機会/手段がないことに違和感をもつようになりました。勉強会やハンズオンセミナーなどにはできるかぎり参加するようにしましたが、業務の関係で遠くに見学・修行に行くのは厳しいと決めつけ、努力量は不十分だったと思います。同時に大学の先生方と話す機会が増え、「大学ってこういうところだから」というネガティブ発言が非常に多

いことにも違和感を覚えはじめました。「ワクワクしていますか？」と聞いても「そういう感じではない」との答えが大半でした。どこの医局も同様の課題をもっているとは思いますが、10年後の自分の姿がなんとなくイメージできるようになり迷いが生じました。また基礎研究に関して、研究室で淡々とTaskをこなす自分の姿がまったく想像できませんでした。

その迷いと同時にAI/ロボットなどヘルステック分野の未来に関心をもつようになり、さらに、ヘルステックの恩恵を受ける側ではなく与える側のPlayerになりたいと思いはじめました。葛藤は多々ありましたが外の世界をみてみたい気持ちが強くなり、大学に行く選択肢をいったん白紙にしました（いろいろ関係者にはご迷惑をおかけしましたが、周囲の先生方の助けがあり大問題にはなりませんでした）。

◆ 次のキャリアの選択肢

次のキャリアの選択肢としてあげたのが、

ⓐシーズ（企業のネタ）を決めて起業する

ⓑ戦略コンサルティングファームで経営戦略など学ぶための修行をする

ⓒ医療コンサルで医療系の経営などに特化して勉強する

ⓓ厚生労働省の医系技官などの役所系にいく

ⓔ医療ベンチャーで働く

の5つです。

もちろん自分のなかでシーズが決まっているのであれば間違いなくⓐが最短距離ですが、当時は明確な一つのモノはありませんでした。

今となってはⓔという選択肢も優先順位を上げてもよかった気がしますが、ⓑの戦略コンサルティングファーム入社は、年齢（30歳）的にも最後のチャンスということを聞き、チャレンジしたくなりました。また、ファームに勤めている友人から、企業からの数千万〜数億円の報酬を対価として経営や事業の根幹となる重要な意思決定

を引き受けるという業務内容を聞いたこともあり、一体どういう思考でどういうことをやっているのか知りたく、❺の道を第一選択としました。

◆ 戦略コンサルをめざす

　準備は予想通り大変でした。具体的には書類審査＋学力試験があり、その後3〜4回面接を通過し、ファームからオファーレターをもらえば合格という流れです。1ファームあたり年間数千人程度応募があるのに対し、合格するのは10名程度とのことで狭き門です。ちなみに医師の応募者数は最近増加しており、合格率は1割程度とのことです。直接応募し通過する人ももちろんいますが、私は確率を上げるためにエージェントに支援を依頼し、8〜9ヵ月を就活期間と定めました。

筆記試験

　筆記試験はファームにもよりますが、数学や英語が多く出題されます。医学部受験時の知識で困ることは一般的にはないと思います。

面接試験

　面接試験に関してはどこのファームも1回1時間程度です。主にケースインタビューでの出来栄えが評価されます。基本的なものとしてはフェルミ推定（ex 日本のマンホール数を想定する）や売上向上策（ex A社の販売している清涼飲料水の売り上げを2倍にするにはどうすればいいか）が有名です。面接官によっては固定の話題を出す人もいれば、その場のノリでお題を決める人もいます。大事なのはお題に対し、課題抽出・現状分析を行い論理的に筋が通った形で結論を出す力があるか・相手を説得できるコミュニケーション能力があるか、だと思います。1つの答えに関してwhy?を2〜3回聞かれるイメージであり、かなり疲れます。

勤務しながらの転職活動

　7社ほど受験した記憶がありますが、就活中は通常勤務しながら夜の20時より面接に行き（その間、信頼できる初期研修医にPHSを持ってもらい）、帰院後仕事に戻るといったスケジュールを週1〜2ペースで入れていました。いま振り返ると、我ながら精神的になかなかタフだったと思います。本当に病院のメンバーには苦労をかけましたが、みんなに支えられて何とか上位志望していたローランド・ベルガー社の一員になれました。いわゆる王道とは違う方向に走ることにしました。

戦略コンサル時代

　医師6年目に当たる時期に、ローランド・ベルガー社のコンサルタントとして勤務を開始しました。ローランド・ベルガー社は欧州最大のコンサルティングファームで、自動車関係のプロジェクトが多いですが、近年ヘルスケア案件にもかなり力を入れております。

　ローランド・ベルガー社の最大の利点として、やる気があれば想像以上に若手に権限をもたせてくれることがあげられます。実際、入社3ヵ月程度で、クライアントの会社役員に対するプレゼンを任されたり一人で現場に送り込まれたり、非常にエキサイティングでした。デメリットとして最大手と比較するとグローバル単位での知見の貯蓄が少ないという点がありましたが、逆に0から調査することで0→1を創造する力は磨かれました。若手の成長機会の場としてはこのうえない環境だったと思います。あとはパートナー陣との距離感がかなり近く、議論時間が多くとれるのも魅力的です。

◆ ハードなプロジェクトをこなし経験を積む

　数週間〜数ヵ月単位のプロジェクトが社内でたくさん走り、必要な人材だと判断されればアサインされるという形式ですが、プロジェ

クト中はとにかくハードでした。自社内だけで事業を運営する事業会社が半年〜１年間かけてやる事業計画の策定を１ヵ月程度で行うスピード感、その分野で10〜30年のキャリアを重ねる人たちを感嘆させる付加価値が求められる負荷は想像以上でした。早朝まで仕事をすることも珍しくありませんでした。

　また副業が許される会社で、医療レベルを下げたくないという思いから、休日には日本赤十字社医療センターなどで忙しい当直を月２回ペースで入れていました。なかなか無謀でしたが、医療現場の感覚がなくなると医師起業家としての価値は下落すると思っていましたし、今でも同じ考えです。

　在籍中には、医療機器メーカーの中長期戦略立案、手術室の効率改善化案件、製薬のポートフォリオ戦略など医療系のプロジェクトに従事するほか、化学工業会社の新規進出分野選定やコインパーキング会社の戦略立案など、医療とは関係のないプロジェクトにもアサインさせていただきました。他業界で得たノウハウを医療業界に適用することで新たな方向性を引き出せる可能性も考えると、医師であっても他業界を知っていることは得でしかありません。

◆ OPExPARKとの出合い

　一つのプロジェクトが終わって次のプロジェクトがはじまるまでの間、夜は比較的時間がとれるので、時折、外の世界にも飛び出しておりました。たまたま現在のチームメンバーであるOPExPARK（当時はDENSO）のメンバーとビジネスアクセラレータープログラムで出会ったのもこのときです。一緒にビジネスモデルを再構築し、アクセラレータープログラムで特別賞をいただきました。当時のボス（現在の副社長）に、本田さんには社長としてメンバーに加わってほしい、そして医療課題解決に力を貸してほしいといわれたときは素直に嬉しく感じたものです。

　戦略コンサルタントとして２〜３年は修行をしようと考えており

ましたが、OPExPARKの代表就任決定＋家庭の事情もあり、1年で卒業することになりました。ただ現在もヘルスケア案件について折りに触れ助言させていただいておりますし、会社のことで何か不明な点があればパートナー陣に相談にのってもらえるようなよい関係を築けており感謝しています。今でもパソコンの待ち受け画面はローランド・ベルガー社のロゴにし、初心を忘れずにやっていこうと思っています。

クリニック外来業務＋会社代表の二足のわらじ時代

　　ローランド・ベルガー社を卒業した後の10ヵ月間、家庭の事情で内科・消化器内科・人間ドック外来のクリニック外来業務を週3で担当することになりました。クリニックとはいえ売上10億円規模の巨大組織で、CT、MRI、エコーもあり業務の感覚としては病院勤務と変わりませんでした。むしろ画像が即座にとれるので虫垂炎、憩室炎、結石による急性閉塞性化膿性胆管炎、間質性肺炎などが来院から1時間以内に診断でき、患者満足度の高い診療ができていたと思います。午前中に50人以上診察する日なども多くなかなか大変でしたが、忙しいクリニックに勤務することでクリニックにありがちな課題なども知ることができたかと思います。クリニック外来の業務日は、いったん自宅に帰り夕食を家族ととった後に会社に出社して仕事をするという日々でした。週2＋夜のみで社長業をこなすことは不可能に近く、社員に迷惑をかけました。

OPExPARKの代表取締役業務

　　現在は基本的に会社で業務を行っています。OPExPARK社は

「OPeLiNK」というプロダクトを用いて医療の課題解決に取り組むスタートアップ企業です。会社に関して述べる場ではないので割愛しますが、自身の手術・手技の邁進に没頭する医師を効率面/経済面で幸せにしたいという想いが強くあります。自分たちの取り組みで病院/医局/国の垣根がなくなり、いつでもどこでも何の障害もなく、学びたいことを学べる環境ができればと思います。また同時に、世界でもトップクラスである日本の医療技術/手術法を日本の輸出産業の一つにすることを目標としています。会社の事業戦略決定、資金調達、チームビルディングが自分の主業務であり、さまざまな困難が待っているとは思いますが、楽しんでワクワクしながら挑戦していきます。

　日本の医師は医療に関して真面目で、人を幸せにするために自己犠牲を惜しまない人が大半です。これは他職業・他国からの意見であり、たいへん誇らしいことだと思います。**他人/社会をよくするために一生懸命に取り組める環境で自分が幸せならば、最適なキャリアといえる**のではないでしょうか。自分自身に関してはまだ医師としても起業家としても不十分なところが多いですが、とにかく**ワクワクすることに向かって全力で挑戦するというスタンスを崩さず**、これからも邁進しようと思います。もし弊社に興味をもっていただくことがあればご連絡くださいませ。

- 他人/社会をよくするために一生懸命に取り組める環境で、自分が幸せならば、最適なキャリアといえる
- ワクワクすることに向かって全力で挑戦するというスタンスを崩さない

#第4の道　#消化器内科　#独立

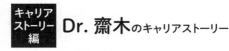

やりたいことをやってきた紆余曲折のキャリアを振り返る

> **フリーランス**として働き、**育児と仕事**を両立しています

Dr. 齋木　寛　　　SAIKI Hiroshi

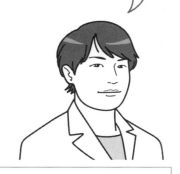

愛知医科大学卒業。愛知医科大学病院で初期研修修了。吉野川医療センター、静岡県立静岡がんセンター、愛知医科大学病院で泌尿器科医として勤務。泌尿器がん診療を中心に研鑽を重ねる。2017年より株式会社メドレーに参加。現在は産業医を主軸にしたフリーランスとして働き、育児と仕事を両立させている。日本泌尿器科学会泌尿器科専門医、日本がん治療認定医機構がん治療認定医、da Vinci certificate取得。

入学	○	**愛知医科大学**
医師免許取得 初期研修	○	**愛知医科大学病院**
後期研修	○	**吉野川医療センター泌尿器科** ➡がんの手術を習得するため、専門病院で働くことを決意
卒後4年目	○	**静岡県立静岡がんセンター**
卒後9年目	○	**愛知医科大学病院** ➡目標が見つからず離職を決める
卒後9年目	○	**株式会社メドレー**
卒後12年目	○	**嘱託産業医　など** ➡育児と仕事の両立が可能
	現在	

　僕は卒後12年目の泌尿器科専門医です。キャリアの前半は主にがんの専門病院で働き、その後、大学病院、メドレー社での勤務経験を経て、今は産業医を主軸にしたフリーランスとして働いています。一般的な医師に比べて多様な職場を経験しているからか、友人や後輩からよく転職の相談を受けます。話を聞いていると、みんなそれぞれに思いや悩みを抱えているのがよくわかります。働き方はもちろんのこと、職場の選び方、職場の辞め方には正解がありません。だから悩みが深くなるのかもしれません。僕ももちろん転職時には悩みましたし、今も将来に不安がないといえば嘘になります。

卒後4年目でがんの専門病院で働くことを決める

　最初に、僕が泌尿器科を選んだ理由について軽くふれておきます。

　医師になったときは、明確な志望科はありませんでした。一時期は循環器内科や消化器外科を強く考えていましたが、ローテートしたときのフィーリングで泌尿器科に決めました。フィーリングで決めたので、理由を言語化するのは難しいのですが、あえていうならば体育会系のノリがあったことと、手術が面白く思えたというところでしょうか。

　マイナーなイメージがありますが、泌尿器科の手術は開腹手術・腹腔鏡手術・ロボット手術（いわゆるダヴィンチ手術）・内視鏡手術と、バリエーションが豊富でどれも面白いです。それに扱う病気も悪性疾患（がん）もあれば良性疾患もありますし、腎移植や不妊症までカバーしています。興味がある人はパラパラと手術の本などを眺めてみてください。

　さて、泌尿器科医になってしばらくたった頃、僕は一日でも早く「がんの手術」を習得したいと考えるようになりました（理由はいく

つかありますが、長くなるので割愛します）。

　泌尿器科手術のなかには「がんの手術」もあれば、尿路結石の手術や前立腺肥大症といった「良性疾患の手術」もあります。一般的には、良性疾患の手術をこなせるようになった後にがんの手術を習いはじめることが多く、若手のうちはがんの手術を学ぶ機会が限られます。つまり、一般的な道を歩むと、本格的にがんの手術を習得するのはキャリアの中盤以降（卒後10年目前後）ということになります。

　すぐにでもがんの手術を学びたかった僕は、一般的なキャリアが必ずしも正しいとは考えていませんでした。というのも、内視鏡手術が主体となる良性疾患と、開腹手術や腹腔鏡手術が主体になるがんでは、必要な手術スキルが異なるように思えたからです。内視鏡手術が上手になっても、それだけでは開腹手術や腹腔鏡手術ができるようにはなりません。良性疾患とがんの手術スキルの関連性が高くないと考えた僕は、先にがんの手術を学ぶことを決意しました。

　思い立ったらすぐ行動。卒後4年目からがんの専門病院で働くことを決めました。

　人とは違う道を選ぶことに不安はありましたが、それ以上に後悔したくはありませんでした。仮にもう一度選択する機会があったとしても、同じ道を選びます。やりたいことが見つかったら、列の最後に並んで順番を待って実現していくというのも一つの考え方だとは思います。しかし、僕はそうは思いません。**やりたいことをするのにあえて遠回りをしなくてもいい**と思います。やりたいことを我慢していると、結局やりきれずに後悔しか残らないということは十分ありえますし、そうなってはもったいないです。人生一回きりです。待つのではなく、今すぐにでも行動してみてはどうでしょうか。今でもがんの手術に早く取り組んでよかったと思っています。

自分に合った病院を探し出す

　やりたいことがはっきりしたら邁進あるのみですが、努力と同じくらい環境選びが大事だと僕は考えています。

　僕の場合、若い頃から切らせてもらえる環境が必要でした。いくらがんの手術がしたくとも、がん患者さんが少ない病院では機会がありませんし、がん患者さんが多い病院であっても執刀できるとはかぎりません。自分にとって理想的な病院の条件を考え、探すことにしました。

◆ 病院の情報を徹底リサーチ

　まず、医療機関ごとの症例数を網羅的に調べました。症例数が少ないと、そのぶん若手の執刀機会も減る傾向にあると考えたので、症例数を最重要視しました。次に注目したのが、医師の数や経歴です。若手医師が多ければ、症例の取り合いが起こり執刀機会が減る懸念があったので、候補から外しました。また、医局人事が関係している医療機関も候補から外しました。医局と関係があるために生じる、入局を迫られたり、医局員の執刀が優先されたりといったリスクを避けたかったからです。多くの医療機関のホームページには年間症例数やスタッフのプロフィールを載せているので、ここまであげたことは簡単に調べられます。

　絞り込みによって候補は数施設になったのですが、見学にあまり時間が割けなかったので、さらに絞り込む必要がありました。そこで、候補として残った医療機関から出ている論文を日本語、英語を問わず片っ端から調べることにしました。論文のテーマや内容が現場の雰囲気をつかむ手がかりになると考えたわけです。論文の比較を続けていると、それぞれの病院の特徴がみえてきます。僕の場合は、膀胱全摘除術や後腹膜リンパ節郭清といった手術に興味があっ

たので、これらの論文が多く出ている病院を最終的な候補にしました。論文に目を通しておくと、見学に行ったときの会話の材料にもなりますし、相手も悪い気はしないと思うので、お勧めです。また、僕が病院探しをしていた時代とは違って、今なら動画サイトにコンテンツをアップしている医療機関もあるので、こちらもチェックしておくといいでしょう。

◆ 見学では目的意識をもった質問を

　ここまでやれば、あとは見学に行って雰囲気を肌で確かめ、現場でしか聞けないことを聞くだけです。僕の場合、レジデントからは実際にどのくらい執刀させてもらえるかを聞き、部長からは技術が要件を満たせばすぐに切らせるという話を聞かせてもらいました。見学に来ても臨床実習生のような質問をする人をたまにみかけますが、これはもったいないことです。大事な意思決定をするための見学なので、遠慮や空気を読んだ質問は不要です。見学では、自分が働くと何ができるようになるのかを明確にすることを意識してください。

　やる気さえあれば、知識や技術はどこでも身につくという話を耳にすることがありますが、僕はこの意見に懐疑的です。試合経験のない一流のスポーツ選手がいないのと同じように、勉強や練習だけでは、現場で使える知識や技術は身につきません。早く知識や技術を身につけられるよう、**自分に有利な環境を選び抜く努力**をしてみてください。

 ## 手術に没頭する毎日を送る

　やりたくてしかたがなかった「がんの手術」でしたが、最初はと

ても苦労し、周りの足を引っ張っていました。例えば、結紮（糸結び）もありえないくらい時間がかかっていましたし、きちんと結紮できていないこともありました。通常は10分もかからない開腹に、30分かかったこともありました。毎日のように情けない気持ちを味わったものですが、不思議とモチベーションが下がることはなく、むしろどんどんのめり込んでいきました。

　暇さえあれば結紮や縫合を練習し、手術のビデオを見ることにも多くの時間を費やしました。結紮や縫合の単純なくり返しは苦行でしかないですし、休日にスポーツや映画ではなく、手術のビデオを見るのはちょっとおかしな人です。今思うと、毎日のように見つかる課題を一日でも早く克服しようと、必死だったんだと思います。

　結果、在籍した4年のうち最初の2年はほぼすべての手術で第一助手を務めることができ、残りの2年では半数以上を執刀することができました。がんに限っては、一般的な大学病院の3倍の症例数を1/3の人数でこなしていたので、単純計算で大学病院の9倍くらいの経験値が得られたかもしれません。

　狂ったようにのめり込めたのは、部長をはじめスタッフの方々がみな教育的であったことも大きな理由ですが、心の底からやりたいことに取り組んでいたことが最大の理由だと思います。手術に明け暮れる日々は身体的な辛さはありましたが、毎日が充実していたので、精神的な辛さはありませんでした。

　現代社会ではライフワークバランスが重要視されており、当時の僕の生活は時代遅れかもしれません。しかし、仮にバランスを重視してほどほどに仕事に取り組んでいたら、同じような結果を得られたかは疑問です。チャンスはいつも転がっているわけではありません。ここぞと感じたら、**ありったけの時間をやりたい仕事に費やしてもいい**のではないでしょうか。

大学病院を早期退職する

　職場がどうしても合わないことがあります。そんなときは我慢せずに退職するのも一つの考え方だと思います。

　長女が生まれたので、静岡県立静岡がんセンターを退職し、母校の大学病院に戻ったのですが、どうにも合わなかったので、9ヵ月で退職しました。退職を決めたのは入職から1ヵ月半後（ゴールデンウィークを過ぎた頃）だったと記憶しています。教授に思いを打ち明け、その年の12月に退職することにしました。泌尿器科医としては働いたことがなかったとはいえ、初期研修を過ごした病院でしたし、職場は知った顔ばかりでしたので、合わないことが自分としても意外でした。

　振り返ると、大学でやりたいことが明確ではなかったことが、離職の原因だと考えています。本来なら、基礎研究や学生指導、学位取得など大学病院でしかできない目標があるべきでしたが、どれも興味はありませんでした。今ひとつ煮えきらない気持ちで仕事をしていては時間の無駄になりますし、周囲にも迷惑だろうと考え、すぐに離職を決めました。我慢して続けるうちに目標ができる可能性もあるかもしれませんが、一度失ったモチベーションを取り戻すのは難しいと考えたからです。

◆ 辞める際には配慮を忘れずに

　ただし、いくら合わないとはいっても、周りが思ってもいないタイミングで辞めることになるときは、辞められる側にできるだけの配慮はするようにしてください。周りへの相談なく勝手に辞めて揉めた話をたまに耳にしますが、誰の得にもなりませんし、人間関係が壊れてしまいます。ですので、できるだけ円満退職をめざしたほ

うがよいです。それが、一度は受け入れてくれた人たちに対する感謝の示し方だと思うのです。

　僕はすぐにでも大学病院を辞めたかったのですが、最低限の責任として、きりのいい年末まで仕事は続け、辞めるまでの間は人がやりたがらない仕事を進んで受けるようにもしました。僕の辞め方が正しいかどうかはわかりませんが、今も先輩や同期とはプライベートで会いますし、辞める前と同じように接してくれます。「立つ鳥跡を濁さず」とまではいかないまでも、まずまずなところに落ち着いたのではないかと思っています。

臨床現場を離れて会社員として働く

　大学病院を退職した後はのんびりと職場を探そうと思っていたのですが、退職日が迫ってきた頃、静岡県立静岡がんセンター時代の友人の園田から「メドレー社で一緒に働いてみないか？」と思いもよらぬ誘いを受けました。メドレー社については、医療情報を発信をしている会社くらいしか認識していませんでした。

　メドレー社で働くイメージがまったく湧かなかった僕に、園田が瀧口社長を交えて話をする機会を設けてくれました。「患者さんと医療者の情報格差を埋める」「患者さんが医療と向き合える社会を実現する」といった具体的で力のこもった話を2人から聞かせてもらい、志が高く面白そうだなと思いました。

　すぐに心は惹かれましたが、メドレー社で働くかどうかの答えはすぐには出せませんでした。というのも、臨床現場にはまだまだやり残したことがありましたし、臨床現場を一度離れると復帰が難しいように思えたからです。しかし、自問自答をくり返すうちに、「臨床現場を離れられないのは、やりたいことがあるというよりは、自

分が安全でいられる領域にすがっているだけではないか？」そう考えるに至りました。一方で、メドレー社の仕事がやりたいことかどうかはわかりませんでしたが、面白そうだと感じていましたし、社会的意義も理解していました。「やりたいことを見失ってしまっているんだから、どうせなら思い切って未知の環境で揉まれながら探したほうがいいし、臨床現場にはいつでも戻れる」。そう思ってメドレー社を選びました。

◆ 臨床現場を離れて得たもの

　葛藤がありながら決めたメドレー社での勤務ですが、臨床現場では得られない経験をすることができましたし、今までは重要視していなかった力を伸ばすこともできました。例えば、一般社会から医療界を眺めることによって、非医療者の気持ちへの理解が深まりましたし、医療記事を書くために文章に真剣に向き合ったお陰で、文章力を伸ばすことができました。いずれも思い切って臨床現場から離れたからこそ得られたものだと思います。利那的に臨床に戻りたいと思うことや、挫けそうなこともありましたが、チームのメンバーにも恵まれ、医療事典を形にすることができました。メドレー社には2年半ほど常勤として在籍し、プロジェクトが一通り落ち着いたところで退職しましたが、今もメドレー社とのかかわりは続いています。

　やりたいことを見失ったときの悩みは深いものです。悩むなというのは無理な話ですが、悩んだからといって答えが出るとはかぎりません。どうせ答えが出ないんなら、その場にとどまるのではなく、**新しい環境に身を移してやりたいことを探してみてもいい**と思います。
　未知の世界で働くなかでふとしたときに答えが見つかることもあると思いますし、答えが見つからなくとも、他の方面で成長することができ、そのおかげで悩みが解決するかもしれません。悩むのは

大事なことですが、悩むだけだと時間がもったいないと僕は思います。悩みがなかなか解決しない人は、心機一転できる環境に飛び込んでみてはどうでしょうか。

フリーランスとして働く

　冒頭で触れたように、僕は現在、常勤先をもっていません。嘱託産業医と外来の非常勤医、メドレー社での執筆活動で生計を立てています。常勤先をもっていない代わりに、時間が比較的自由に使えています。僕には２人の娘（１歳・４歳）と内科医の妻がいるのですが、育児や家事の時間を確保するために、今の働き方を選びました。家族と過ごす時間を増やしているのは、過去の反省があるからです。

　僕は働きはじめてから、多くの時間を自分の仕事に当ててきました。そのため、家族に大きな負担を強いてしまっていたのです。家族と過ごす時間は少なく、妻が一人でほとんどの家事・育児をこなしていました。家族との時間はかけがえのないものです。特に子どもが小さいときはなおさらだと思います。また、妻の負担も減らさなければならないと感じていました。過ぎ去った時間は頑張って取り戻せるものではありません。このままではいけないと思い、次女が生まれたのをきっかけに、思い切って家族中心の生活ができる働き方をしてみることにしたのです。妻の負担を減らすために、娘の送り迎えができるように仕事を組んだり、子どもの行事や妻の仕事に合わせて休みを取ったりしています。今の働き方にして、長女との距離は前よりずいぶん縮まったように思いますし、妻も前より仕事や勉強に時間が避けるようになったように思います。

　とはいえ、単純に休みを多くしたり、勤務時間を短縮しているわけではありません。週に１回程度は当直に入っていますし、夜遅くまで働く日もあります。仕事の強弱をできるだけ自分でコントロー

ルすることで、家族の予定に合わせやすくしています。

◆ フリーランスを経験してみて

　実際にフリーランスを経験してみての感想ですが、想像していた
よりよいです。家族と過ごす時間が増えただけではなく、その時間
をより楽しめるようになりました。常勤先をもっているときに比べ
て、プライベートと仕事の切り替えがよりはっきりできるようになっ
たからかもしれません。

　また、収入面の心配がありましたが、医師の求人サービスを使え
ば、仕事の確保は難しいことではありませんでした。前もって計画
を立てておけば、収入を落とすことなく、時間にゆとりがある生活
を送れます。

　しかし、これからずっとフリーランスを続けようとは今のところ
考えてはいません。子どもが成長して、生活の中心を再び仕事にシ
フトさせた場合、今の働き方では物足りなさを感じるかもしれない
と思うからです。そのため数年後を見据えて、知識や技術を落とさ
ないための取り組みの必要性を感じています。学会参加や論文精読
といった座学は欠かすことはありませんが、必要に応じて定期的に
手術に参加する環境もそろそろ探していきたいと思っています。

　仕事以外に優先したいことがある人にとって、フリーランスは有
力な選択肢になりえると思います。僕の場合は、育児と仕事を両立
できており、満足度が高いです。

　それぞれの立場や環境は違うので一概にはいえませんが、人生の
一時期の過ごし方として検討してみる価値はあると思います。

僕のこれからのキャリア選択

「将来どうするの？」といろいろな人に聞かれます。

しばらくは今の生活を続けようと思っていますが、この先どうなるかはまだ僕自身もわかりません。臨床現場に戻るかもしれませんし、産業医の時間を増やすかもしれませんし、全く違う仕事をするかもしれません。

行き当たりばったりに聞こえるかもしれませんが、計画や将来予測なんてあってないようなものだと思っています。研修医になったばかりの頃、がんの手術を執刀することなんて考えてもいませんでしたし、一般企業で会社員をやるなんて想像すらできませんでした。未来は読めないからこそ面白いと僕は思います。ただ、振り返ってみて、よかったなと思えるように、日々の努力を欠かさないことだけは心に決めています。

- やりたいことをなるべく早く明確にする
- 目標が決まったらなるべく早く実現できるように最善をつくす
- 周りと同じキャリアを歩む必要は全くない

専門分野はなかなか決まらない： やりたいことの考え方

> **一般企業**で、**医療監修**をしています

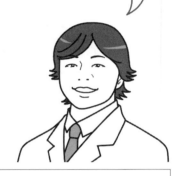

Dr. 園田　唯　　SONODA Yui

東京大学医学部健康科学科にて精神保健、医学統計を学ぶ。その後、千葉大学医学部医学科入学、在学中は野球部を通じて根性と責任感を学ぶ。初期研修を河北総合病院、後期研修を日本赤十字社医療センター呼吸器内科、その後、静岡県立静岡がんセンター感染症科を経て2016年より株式会社メドレー。オンライン医療事典 MEDLEY 医療監修。日本内科学会総合内科専門医。日本呼吸器学会専門医。

入学	**東京大学医学部健康科学科**
入学	**千葉大学医学部医学科**
	・医学科に入り直して慢性腎臓病の研究で成果を上げる
	・入局したら自由がなくなることを目の当たりにした不安や、不勉強に対する罪悪感
	➡ 一流のジェネラリストになることを決意
医師免許取得 初期研修	**河北総合病院**
卒後 4 年目	**日本赤十字社医療センター呼吸器内科**
卒後 7 年目	**静岡県立静岡がんセンター感染症科**
	・感染症診療およびその背景・根拠に強くなる
	・医療界が持続性をもつために、頑張る医療者が疲弊する構図を改善する必要がある
	➡ 医療リテラシーを高め、医療者と患者間のギャップをなくそうと決心
卒後 8 年目	**株式会社メドレー**
現在	

「腎臓病に苦しんでいる人を救いたい」

「研究に邁進し、世の中を大きく変えたい」

医学生だった頃の自分はこんなことを考えていました。実際にどんなことをすれば思いが実現できるのかわからないまま、今思えばただ夢をみていただけでしたが、それでも大きなモチベーションになっていました。おそらくほとんどの人は似たような経験をされているのではないでしょうか。そして、なかにはその夢を成し遂げたという人もいるわけですが、思っていたものと違う方向に進んでいったという人は決して少なくないと思います。

第一志望でないところで過ごした研修医時代

自分の医師キャリアを振り返っても、悩みや壁にぶつかった経験はたくさんあります。例えば病院選び。こと初期研修先に関しては実体験の情報が全くないなかで選ばなければならないので、先輩の情報や見学した際の感覚が頼みになります。

無礼を承知で記すと、僕は第一志望ではないところで研修医時代を過ごしました。ただ、不思議なもので、ネガティブな感情は入職してからものの数週間で消えていました。文字通り寝る間もなく忙しい日々でしたが、とても充実していたので毎日が生き生きとしていたからです。一生懸命努力すればするほど患者に信頼してもらえるし、その努力を上級医にサポートしてもらえる環境でした。

もしかしたら、本当の意味で自分にフィットした職場だったからなのかもしれませんし、職場環境にアジャストする過程で大きな学びと成長があったからなのかもしれませんが、最初に最も望んだ病院ではないにもかかわらず満足度の高い研修を終えることができました。また、そこで僕は3人の特筆すべきオーベン（指導医）に出

右側：#第4の道　#啓蒙　#呼吸器内科　#感染症科　#会社員

会いました。「医師としての礎を教えてくれた先生」、「感染症のロジックを手ほどきしてくれた先生」、「呼吸器の深みを教えてくれた先生」です。このお三方のおかげで今の自分があると思います。そして、自分の積み上げてきた選択に大いに影響を与えてくれた恩師といっても過言ではないでしょう。

　だいぶ主観的な情報のなかで選ばなければならないので、本当に自分にマッチした病院を探すのはとても難しいといえます。しかし、**必ずしも自分に最もフィットする病院に行かなければならないわけではない**と実感しています。どんなところにも新たな出会いがありますし、偶然が自分の未来を変えてしまうことも往々にしてよくあることです。また、フィットしすぎてしまうと、居心地のよさに気持ちが緩んで、つい楽な選択をしてしまうといったこともあります。

臨床現場で働きながらも悩み多かった若手時代

　日本赤十字社医療センターでの呼吸器内科研修を終えた僕は、無事に呼吸器専門医を取得して、知識も検査手技もある程度自立して行える自信がついたフェーズでした。一方で、もう少し専門領域を追求したいという思いから、静岡県立静岡がんセンターの感染症内科においてフェロー（ある程度専門教育を受けた後に、さらに踏み込んだ教育を受ける立場）という身分で診療を行っていました。

　まだ若かった僕は、それまで人一倍働いてきたことに自負をもつ反面、働かない医師や努力しない医師に不満を覚えていました。今思い返してもかなりトガっていたと思います。プロとして最低限の知識とフォームがないのは問題だと思いますが、それ以上のことは個々の裁量です。ましてやまだそんなにも完成していない当時の自分が、他人についてどうのこうのというのは間違っていたと思いま

す。ただ、働かない医師や勉強しない医師が一部に存在していたのも事実で、彼らのせいでまともに頑張っている人が疲弊する情景が視界に大きく映っていたのでしょう。

　また、患者さんと医師の間にも見えない軋轢を感じていました。インフォームドコンセントの際に患者さんの知識が不足していると、どんなに上手に病状説明してもうまく伝わらないことを何度も経験したのです。医師が専門的な言葉を使わずにわかりやすく説明するのは当然のこととしても、病気の難しい内容を共通言語をもたずに伝えきるのは至難の業です。

　患者さんには「病気を自分事にして知識を深めてほしい」と考えていました。医療サービスを受ける側のリテラシーが高まると、サービスの善し悪しがわかるため、納得できる医療に近づきます。いわば「違いのわかる男」というわけで（ちょっと古いか……笑）、こうなると医療を提供する側もうかうかしていられなくなるという構図です。何を出してもまずいといわないから大した努力もしないできたものが、相手の舌が肥えたことによって努力せざるをえなくなる構図ができあがるのです。こんな未来がくるとよいなとか、こんな未来だったら医者も努力するし、患者もよりよい医療を享受できるのになと考えていました。医療が今より上のレベルへ昇華していく未来を夢みていました。

やりたいことは時間とともに変わっていくのが当たり前

　「夢に向かって一つの道を突き進んだ人」と「途中で進む道を切り替えた人」。

　そのどちらであっても、自分にとって正解と思われる道を進んだ

右側縦書き：

はずです。**大事なのは初志貫徹できるかどうかではありません**。その道の途中で積み重ねてきた選択肢とどう向き合ったのかで正解に近づきます。そして、やりがいをもって過ごせているかどうかによって自己満足度が左右されます。

　自分を振り返ってみても、当初は精神保健や医療統計などを学んでいましたし、医師になってからも希望の専門領域は「腎臓内科」→「泌尿器科」→「循環器内科」→「呼吸器内科」→「感染症内科」と時間経過とともに変化していきました。さらに、現在は病院勤務をパートタイムとし、残りの時間をメドレー社※で医療情報を発信することに充てています。

　一方で、もちろんミスリーディングは避けなければならないので、できるだけ正確を期すべく、社内の医師と社外の医師が連携しながら情報をつくり上げています。また、患者が知っておくべき知識に主眼をおいて、医学的重要度の判断や時事的な判断から発信の優先度を決めています。自他ともに認める臨床好きの自分が、臨床にどっぷり浸からずに取り組みを行っているのだから不思議なものです。

　改めて自分の変遷を振り返ってみると、なんとふらふらしている人間なのだろうと思います。一貫性が欠けているのは事実ですので、大して正当化はできませんが、道の選択の局面において本人としては至って真面目に考えていました。そのタイミングで「やるべきと感じたこと」や「やりたいと感じたこと」を選んだ結果として、今に至るのです。

　例えば、腎臓内科医をめざして医学部を再受験したときは「腎臓病に苦しむ人を救いたい」と思いましたし、初期研修医時代に循環

※　メドレー社はwebツールを用いて医療情報を発信することで、「患者のリテラシーを高める」ことをめざしている。その先には医療者と患者の相互理解が深まる世界があり、患者が医療を能動的に選んでいく未来があると考えている。

器内科医をめざしたときは「心電図から冠動脈の責任病変を推定するのが得意な自分は、この分野でこそ世の中に貢献できる」と思いました。また、臨床現場からメドレー社に軸足を移すときには「自分が医師と患者のギャップを埋めて無用な軋轢を減らすのだ」という使命感に満ち溢れていました。そのときそのときに思いがあって選択を重ねてきたのです。

とはいえ、選択を迫られると誰しも迷いが生じます。迷いは時に判断を鈍らせますので、自分なりの流儀を会得しておくことが大切です。過去の経験から、悩みに直面した僕がどうしてきたのかを少しお話しします。

自分の道に迷ったときの考え方

キャリアプランニングに詳しい人は「Will Can Must」というフレームワークをご存じかもしれません。端的にいうと、物事を3つの判断軸で切り分けて考えるといった方法です。最初にこれを知ったときは世の中そんな簡単に括ることはできないよと思っていましたが、使ってみるにつれて面白い考え方だなと感じるようになりました。

意訳も踏まえつつ簡単に紹介すると次ページの表のようになります。

もちろんこのフレームワークは絶対的なものではありません。例えば、自分のモチベーションや固定観念、人間関係のしがらみ、体調など、前向きな部分だけでは語れないものも多いからです。

ですが、選択に悩んだときに自分の立場や気持ちを照らし合わせてみると、すっきり整理されることも少なくありません。そして、自分のやりたいこととやるべきことが重なったらとても重要なタスクになりますし、ましてや**3つが重なったときにはもはや迷う必要はありません**（図）。

表 フレームワークの解釈

判断軸	分類	踏み込んだ解釈
Will	やりたいこと	・行動に対する欲求・愛着 ・期待する未来像
Can	やれること	・自分の得意分野 ・伸ばしたいスキル
Must	やらなければ ならないこと	・自分の担う使命感 ・能力を伸ばすためにこなすべき事象 ・社会や組織からの期待感

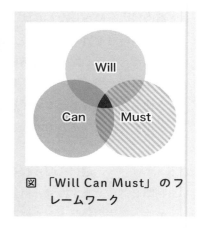

図 「Will Can Must」のフレームワーク

　個人的には、**人間の意志、つまり Will（欲求）がなかでもより重要**だと考えています。Will は行動の原動力になるものであり、辛いときも歯を食いしばって頑張る持続力につながるからです。もちろん自分の Can（得意分野）から行動を考えていくことも十分に成り立つストーリですが、Can オリエンティッドで考えていると、失敗したときや自信をなくしたときに脆さが出てしまう可能性があるため、緊急事態における何かしらのサルベージの方策は用意しておいたほうがよいでしょう。

　さて、僕は医師のなかでは特異な経歴をたどってきていますが、医師人生に全く後悔はありません。ベストな道を進んできたと自画自賛してはいませんし、他人よりも優れた道を進んできたとも思いませんが、「Will and/or Can and/or Must」のような形で自分なりに考えてはきました。つまり、真剣に悩んで一生懸命考えてきたからこそ納得感があるのだと思っています。ですので、この本を読んでいるみなさんには、迫りくる選択のなかで一生懸命悩み抜いてほしいと願っています。とはいえ、それは簡単ではないことですので、も

う少しお伝えしておきたいことがあります。

今やりたいことと未来の自分を両睨み：たくさんあってもOK

人間誰しも今やりたいことに流されがちです。やるべきことが溜まっているのに恋人との楽しい時間を優先してしまった経験やダイエットしているのに甘いものを食べてしまった経験はないでしょうか。そのときは近視眼的な思いによって動いてしまったわけですが、のちに後悔してしまいますよね。

思っていたものと現実との間にギャップがあるときに人間は後悔します。だからこそ、近視眼的なWillと未来に向けたWillの両方のバランスを図ることが大切です。

また、遠方視的なWillを意識しているうちにCanやMustが効いてきて、軌道修正することもよくあることです。誰しも自分の人生にとって大きなこととなると頭がカッカしてしまいがちですが、そういうときこそ自分の判断軸を大事にして臨機応変に考えてみるようにしてください。

自分のことを述べますと、めざす目標はコロコロと変わってきました。学生時代の自分が今の姿をみたらきっと驚くことでしょう。現時点の自分には医療情報を発信する仕事の過程で得た利点があります。つまり、仕事をしているうちに身につけた広い範囲の知識を生かして、ゆくゆくは総合内科医として臨床現場で貢献したいなと考えています。一方で、会社で学んだスキルを生かして医療機関を運営する側に回るのもよいなとも思っています。医療者が生き生きとして働ける理想の医療機関をつくれたら、患者もモチベーションの高い医療者から診療を受けることができるようになり、世の中の

最大幸福が増すと真剣に考えています。前者はWillとCanが重なったもの、後者はWillとMustが重なったものに近いです。

ポジティブに考えた未来像にはよい部分がたくさんあるので、あとは自分なりの判断軸に従って、そこに向かってやるべきことを因数分解していく必要があると考えています。みなさんも自分の「Will Can Must」を把握しつつ、前向きな未来を描いていってほしいと願っています。

とはいえ本当にやりたいことじゃないと続かない

ここまで自分のキャリアを考えるうえで、一つの考え方を示してきました。しかし、とても大事なことを伝えきれていないかもしれません。それは、**本当にやりたいことをやるべき**であるということです。

当たり前に聞こえるかもしれませんが、実はこれがなかなか難しいことです。それは先ほど触れたネガティブな要素が働くからです。つまり、モチベーションや人間関係のしがらみ、体調などについても考慮しなければならないのです。

医者の世界は割としがらみが多いです。突然の医局命令であまりなじみのない病院で勤務しなければならなかったり、関連病院のヘルプに行かなければならなかったりします。以前「一度医局のお世話になったらずっと命令を聞かなければならない」と語っていた先輩がいましたが、決してオーバーなことをいってるようには思えません。義理堅いということはとても素晴らしく、個人的には悪いことばかりではないと思っていますが、日本国憲法で保証されている職業選択の自由がないような生き方はどこかに歪みを生みかねません。

今や医師の職場は病院や大学だけではありません。省庁や公的機

関、企業など、選択肢が以前よりも広がっています。多くの人は世の中に貢献したいというWillをもっていると思いますが、その貢献のしかたは人によってさまざまです。自分は何をしたいのか、何ができるのか、どんなことをするべきなのかを踏まえて、ベン図の3つの輪が重なる部分を探してみてください。やり抜く力と楽しむ気持ちが自然と湧いてくるはずです。

　決して真面目な性格ではない僕ですら、ここと感じたタイミングでは努力を継続できた経験があります。具体的には野球と臨床の勉強です。どちらも得意分野であり、求められている感覚があり、何より努力や勉強を楽しめていました。きっとベン図が重なっていたのだと思います。みなさんにもきっとあるはずです。

　これを読んでいる人がベン図の重なりを見つけられることで、継続性のある医師人生となることを願っています。きっとその先にはよりよい医療界がみえてくるはずです。

- やりたいことは時間とともに変わっていくのが当たり前
- 本当にやりたいことをやらないと続かない

総論編

これからの医師の働き方（キャリア）について、

● 医師がキャリアプランを立てることの重要性 ［1章］

● どのような選択肢があるのか ［2章］

● キャリアを選ぶ際の判断軸 ［3章］

● 研修先を決めるポイント ［4章］

● 初期研修後のキャリア戦略 ［5章］

● 女性医師のキャリア ［6章］

に分けて深く解説していきます。

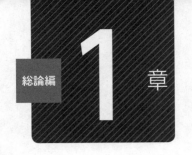
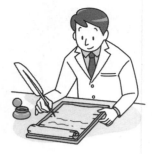

総論編 **1** 章

なぜいま医師に
キャリアプランが重要か

園田　唯

1. キャリアプランとは

　　この総論編では医師のキャリアプランの考え方について、次のような軸を中心に解読していきます。

医師のキャリアプランにおける判断軸の例

- 仕事の内容（臨床、研究、教育、一般就職）
- 職場
- 専門診療科
- ライフイベント（結婚、出産など）
- 人間関係（同僚や先輩など）
- ワークライフバランス
- 給料

　　並べてみるととても多いことがわかりますね。しかもこれらは独

立因子ではなく、多軸がさらに絡まっているからこそ医師のキャリアプランの判断はとても難しいと個人的に思っています。

　じゃあどうしたらいいんだと思った人には「あっせんなよ」と言いたいです（僕の好きなプロレスラーの決め台詞をちょっと言ってみたくなった 笑）。ここでもう一度前ページのリストを眺めてみてください。はっきりいってどの軸も大事だし、どの軸も捨てきることができないはずです。よほど情熱をもって突発的な判断を下すような場面じゃなければ、これらの軸だけで判断するのは難しいことでしょう。

◆ キャリアプランって何をすることなのでしょう？

　一般的には、「自分の目標を設定し、そのための道筋を計画すること」を指します。この作業はさまざまな業界で重要視されています。もちろん自分の未来を完璧に見通すことは不可能ですし、未来というものは今を積み重ねることでできあがっていくものです。今ある環境に強く影響されて変化していくような不確定要素を多分に含む未来を、今の視点から想定することに意味はあるのか？という意見があるのも理解できます。それでも<u>自分のキャリアプランは重要である</u>と僕は思います。

　キャリアプランを考えるうえで、「自分のやりたいこと」や「なりたい像」をイメージするわけですが、そのためには自分の状況（置かれている環境、もっているアセット、弱点、性格、過去の傾向、想定される障害など）を把握する必要があります。古くは孫氏が言ったという「敵を知り己を知れば百戦殆うからず」という言葉を実践するようなイメージです。

　何よりこの作業は状況の客観視の訓練になります。また、自分のことだからこそ、とても真剣に考えるはずですので、こうした作業を通して論理的思考は磨かれていきます。さらに、客観的に自分を分析することで、新たな自分を発見できます。自分の知らない自分への気づきは思考の土台を広げてくれますし、何かしらイレギュラー

なことが起こっても動じない余裕を生んでくれます。

　とはいえ、キャリアプランは職種や環境によって考え方が異なってきます。どの職種であっても論理的思考の根底に共通項があるのは間違いないですが、相撲取りが横綱になるためにとるべき行動と研修医が一流の医師になるためにとるべき行動が異なってくるのは自明のことでしょう。やはり、医師のキャリアプランを考えるのであれば、医師としての自分の状況を把握していくことが大事です。

　まず最初に、一個人というよりは「医師」が置かれている状況について考えていきたいと思います。キーポイントは3つ、医師の総数、職業選択の自由、そして働き方改革です。

2. 医師の現状：医師の数は足りている？ 足りていない？

　近年は医師が不足しているといわれ続けてきました。自分が医学生だった時分から「医師不足」というワードが叫ばれていた記憶はありますが、学生の身分では特に実感を覚えることはありませんでした。研修医になると、確かに激務ではあるので医師不足を肌で感じるようになりますが、はたして本当に医師を増やすことで解決する問題なのかしら、と疑問も感じていました。

　一例として、有名なパレートの法則というものがあります。ざっくりいうと、上位2割が組織全体の利益の大多数をもたらしているという考えです。語弊を恐れずにいえば、この法則は病院組織にも当てはまる可能性はあると思っています。少なくとも自分の経験では、能力も高くやる気にも満ちている医師がバンバン仕事をこなす一方、まったくやる気がない医師が周りに迷惑をかけながら怠惰に日常を過ごすのをみてきました。もちろんどの病院でもこんな光景がみられるものではないと信じていますが、パレートの法則が当て

はまる医療現場が存在するという事実は否定できないと思います。また、パレートの法則は興味深いもので、組織の構成員を増やそうが減らそうが、その割合に変化はみられないという側面もあります。だからこそ、医師の数を増やした効果がそのまま医師の仕事量に反映されるかというと、なんともいえないのではないかという印象を受けます。

　医業の実際をみてみると、臨床現場の仕事は定常的なものもあればアクシデント的に発生するものもあります。定常的な仕事であれば医師リソースを増やさずに効率化やパターンで対応できるものも多いですが、アクシデントに発生する仕事は状況判断がどうしても必要となるため、医師リソースを割かなければなりません。また、起こるかどうかわからないものに対するリソースをバッファー的に配置しておく必要もあるため、状況はいっそう複雑です。

◆ 医師の数は実際のところどのくらいなのか？

　さて、ここで実際の数字をみてみましょう。厚生労働省が出したデータによると、年次ごとに医師数はきれいに右肩上がりの様相を呈しており、2004年には27.0万人だった医師数は10年後の2014年には31.1万人（＋4.1万人）にまで増えています（図1）。

　これにはわれわれの先輩である年配医師の現場への貢献や医学部入学者数の増加などが要因として考えられます。僕が学んだ（正直に申し上げると、文字通りのダメ学生をやっていたので学んだ記憶はほとんどなく、野球をした記憶ばかりです。同級生くらいにしかその事実はバレていないのでよしとさせてください……）千葉大学医学部の入学定員数を調べてみると、2003年受験当時の95人から2020年では117人に増えていました。この傾向は全国の医学部でみられているので、医師国家試験のデータをみてもここ10年で受験者数はおよそ8,400人から10,000人ほどに増えています。2020年度以降は医学部の定員を再度減らしていく方針のようですが、今の医学生が医師になるま

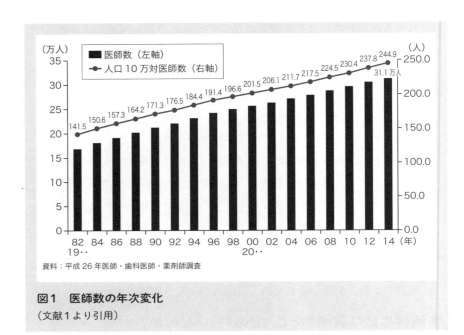

図1　医師数の年次変化
（文献1より引用）

でしばらくは、医師の数が増えていくと予想されます。

　しかし、世界に視野を広げてみると、日本の医師数は決して多い
とはいえません。人口1,000人あたりの医師数は2.4人で、OECD
（Organisation for Economic Co-operation and Development：経済協力
開発機構）加盟国のなかでは下を探すほうが難しいほどの下位にあ
たります（図2）。

　各国によって医療に関連する制度や状況は異なる（例えば、患者受
診率が低ければ人口比の医師の数が低くても医師のリソースは不足しにく
い）ので、数字だけを表面的に比較するのは危険ですが、こうした
データを目の当たりにすると、もしかしたらわが国はたいへんな医
師不足状態なのかもしれないと不安になる人もいるでしょう。もっ

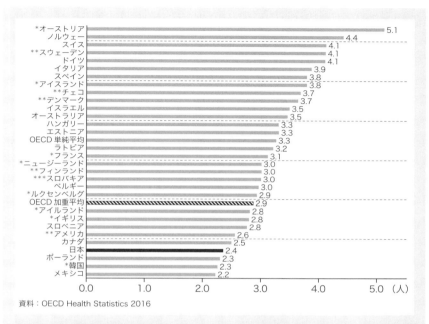

資料：OECD Health Statistics 2016

図2　世界各国の臨床医の比較

注1　「OECD単純平均」とは、各国の人口1,000人あたり医師数の合計を国数で除した値。

注2　「OECD加重平均」とは、加盟国の全医師数を加盟国の全人口（各国における医師数掲載年と同一年の人口）で除した数に1,000を乗じた値。

注3　*の国は2015年のデータ、**の国は2013年のデータ、***の国は2007年のデータ、それ以外は2014年のデータ。

注4　オーストラリア、フィンランド、アイルランド、イギリス、カナダは推計値。

（文献1より引用）

　　と医師数を増やす必要があると思うかもしれません。しかし、ここは冷静にもう少し細かいところまで考える必要がありそうです。

◆ 本当に医師が足りていないかを考えるのにはいろいろな軸がある

　　医師の数を増やしたら医師不足が改善するのでしょうか。そこに

はいろいろな判断軸が横たわるため、一概にそうともいえない事実があります。

　例えば、「診療科ごとの医師数」という軸でみると、1994年から2014年の20年間で麻酔科（1.8倍強）・精神科（1.6倍）・放射線科（1.6倍）に従事する医師が大きく増えています（**図3**）。また、内科と小児科も微増していますが、外科と産科・産婦人科はわずかに数を減らしています。医師のトレンドといったらそれまでですが、診療科ごとに偏りがみられるのは事実でしょう。つまり、医師の数を増やしたからといって、外科や産科・産婦人科の仕事の担い手は増えていないということは間違いありません。

　また、「地域性」という軸でみるとどうでしょうか。対人口比の医師数は京都府や東京都などの大都市に多い傾向があります。このトレ

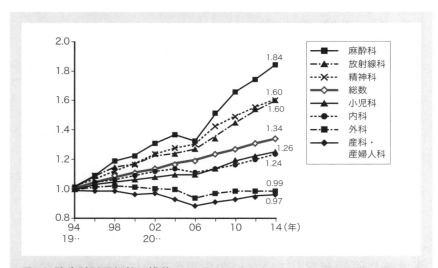

図3　診療科別医師数の推移
1994年を1.0とする。
（文献2より引用）

ンドは医療関係者どころか非医療者であっても、なんとなくわかるかもしれません。さらに、**図4**のグラフをよくみると、関西以西に医師数が多い地域が明らかに偏っており、西高東低の傾向がみられます。

　なぜ関西以西に医師の数が多いのかを考えると、いろいろな仮説が浮かび上がってきます。例えば「関西以西のほうが医師を必要としている病院が多い」、あるいは「関西以西のほうが給料が高いから医師が集まりやすい」などです。真相に迫るための追加情報はもちあわせていませんが、一ついえることは、この傾向がある状態で医師の数を増やしても、東日本の地域都市の産科・産婦人科医師数はなかなか増やすことができないかもしれない、ということです。

　医師目線でいうと、「どんな病院で働きたいのか」や「どんな形で働きたいのか」がとても重要になってきます。働く地域や働き方や専門領域などが医師にとっての大事な判断軸になるのですが、どれを重要視するかは個人の価値観次第です。しかし、少なくともそのいずれもそろっていない場所で働くという選択肢をとることはない

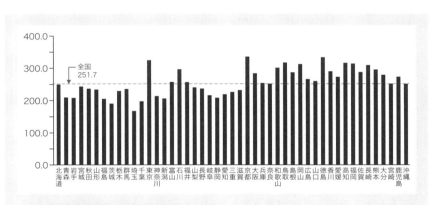

図4　都道府県別対人口医師数
対人口10万人。2016年12月31日現在。
（文献3より作成）

でしょうし、そういった病院は何らかの形で改善努力をしないと医師が集まらなくなるのは明白です。

　他方、患者目線で考えると、医師の数が増えれば増えるほど嬉しいかもしれません。病院の待ち時間が減るし、入院したときも自分に割いてもらえる時間が増える可能性が高いので、歓迎傾向であるのも頷けます。しかし、とても重要なのはどんな医師に診てもらうのかという点です。もし医師を増やしたことで良医が増えるのであればとても望ましい未来です。しかし、医師の単純数が増えても良医が増えないのであれば、満足のいく医療を受けられませんので、本当の意味で医師が足りているとは思えないことでしょう。

◆ いつまでも医師不足の状況が続くのか？

　前述した通り、ある一定のところまでは医師の総数がどんどん増えていくと思います。一方で、実際に臨床現場で働く医師が増えていくかというと、一概にそうとも言い切れません。

　先述のパレートの法則のときに触れたような、やる気に満ちたハイスペック医師が現場の守護神としているから安心だという考えは少し危険です。人間誰しもすり減っていくものです。劣悪環境に辟易したり、人間関係に疲弊したり、はたまた単純に年齢とともに気力も体力も低下するかもしれません。実際に、とても優秀な医師が現場を去っていくのを僕は何度も目の当たりにしました。医師目線でも、本来はこうした人に医療現場にいてほしいのですが、そうもいかないから難しいのです。

　今、医師の働き方はとても多様になってきています。かつては医学部を卒業した医師のほとんどが大学に所属する形でしたが、近年は大学に戻ることなく市中病院や診療所に勤める人も多くなってきました。他にも厚生労働省などの省庁に勤める人もいたりと、どんどん働き方の幅が広がってきています。加えて、ここ数年で新たに企業に勤める人や自分で起業する人が増えてきており、さらに選択

肢が広がっていると感じます。厚生労働省は、国際保健分野、製薬業界、大学の基礎研究などの臨床以外に従事する医師数が今後増加する [5]　と予測しています。こうなると、医療現場で働く医師の人数は今後必ずしも増えていくとは言い切れないことが浮き彫りになってきます。

　ところで患者さんの数はどうかというと、まず今の日本の人口を確認してみる必要があります。**図5**にあるように、70歳前後と40歳

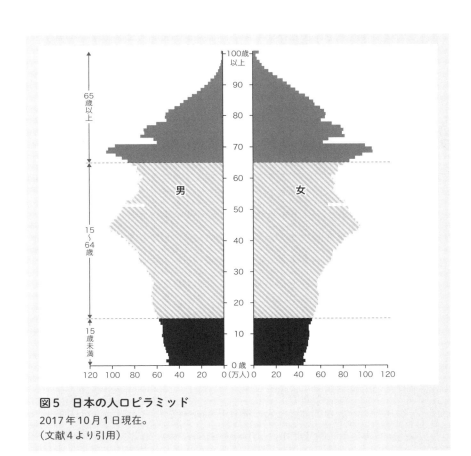

図5　日本の人口ピラミッド
2017年10月1日現在。
（文献4より引用）

代に大きなピークがあるのがわかります。また、20歳以下の年齢別人口は70歳前後の半分ほどになっているのも特徴的です。

　70歳前後は病気になりやすい時期といえますので、医療機関にかかっている人が多い世代です。この人たちは10年後には80歳前後になっているわけで、平均年齢から考えると亡くなる人も少なくないと想定されます。他方、出生率は依然として低下しているわけで、時間とともに日本の人口が縮小するのは確定的です。2030年には1.16億人、2040年には1億人ほどになり、2060年には0.86億人になるという試算もあります。

　これが意味するのは、人口の減少とともに2030年あたりから患者さんの数もどんどん減っていく可能性が高いということです。厚生労働省は2028年頃に医師の需給が均衡するという推計を公表しています[5]。

3. 医師にも職業選択の自由がある

　医師免許をもったからには医療現場にいなければならないという考え方があります。医学生教育に多くの税金が投入されている以上、そういった意見も頷けます。現場で汗をかけばかくほど医師としての能力が上がるというメリットがありますし、多くの医師にとって臨床現場は欠かせないものです。

　一方で、長期的視点で考えると継続できるかどうかも大切です。人間誰しもつまらないことを続けることは難しいですが、楽しいことであれば容易に続けることができます。臨床現場で仕事をすることが楽しいと感じるのであれば現場にいるべきですが、もし現場で汗をかくのがしんどいと感じるのであれば、いったん職業を変えてみるのもよいかもしれません。臨床現場から離れるというのは医師にとって大きな決断ですが、日本国憲法第22条の第1項に「何人も、

公共の福祉に反しない限り、居住、移転及び職業選択の自由を有する」とあります。これはもちろん医師にも当てはまるわけです。

　昭和から平成、そして令和へと時代は変遷してきました。これからも時代とともにどんどん変化が訪れることでしょう。**今こそ医師の働き方をもっと柔軟に考えていくタイミング**なのかもしれません。

◆ 選択肢が多くなればこそ悩ましくなるキャリアプラン

　かくいう自分も医師としてのキャリアのなかで大きな悩みを経験したことがあります。今は医業に勤しむ傍らでメドレーという会社で働いておりますが、その決断にはとても大きな迷いがありました。臨床一筋で邁進したいと考えていた自分に「企業で働く」という想定外のオプションが飛んできたことで、キャリアプランにとても悩んだのです。

◆ 自分の選択肢が一つ増える感覚

　2015年末、僕は日本赤十字社医療センター時代の知り合いの医師と酒を酌み交わしていました。この頃、僕には「患者の医療リテラシーを高めれば、医師も努力するし患者もよりよい医療を享受できる」という夢がありました。このことを彼に話したところ、彼の所属するメドレー社で患者のリテラシーを上げる取り組みを行っているというのです。方向性が似ているので一緒にやらないかとお誘いを受けたわけですが、正直な気持ち、すぐにやりたいとは思えませんでした。

　唐突に選択肢が増えたことに対する戸惑いもありましたが、主な理由は他に2つありました。

　1つ目は「胡散臭かったから」です。別に彼が胡散臭いわけではないのですが、当時の自分にとって医療に携わる会社によいイメージがなかったのです。医者になると誰しもがMRからの訪問を受けますし、場合によっては接待を受けます。僕はお医者様文化的よい

しょがこそばゆくて、どうも企業の人が苦手でした。どんなに褒めてくれても、「この人は本当の気持ちで言っていないんだろうな」という斜に構えた見かたをしてしまっていたのです。

2つ目は「臨床が好きだったから」です。いろいろな考え方があると思いますが、医療が現場で行われているのは事実です。どんなによい薬を開発したとしても現場で使われなければ意味がないですし、どんなにすばらしい理論が確立されても現場で用いられなければ机上にとどまります。僕の場合はやっとその現場で自分のバリューを出してきているところで、臨床から離れるという決断を下すのは容易ではありませんでした。

◆ 想定外の選択肢とどう向き合うか

なんだかんだで僕はメドレー社に飛び込むわけですが、上の2つの理由が解消されたからこそ決断する勇気をもてました。

1つ目の理由は実際に働いている人と会って話してみて、まともなことをやっているなと感じた途端に霧散しました。いろいろな職種の人が真剣に世の中をよくしようと考えているし、それであればよき戦友になれそうだなと感じたのです。たとえうまくいかなくてもよき戦友と精一杯戦えたなら悔いはないとすら思えました。

2つ目の理由はもっと複雑です。臨床現場で働くことは医師にとって大きなやりがいを感じますし、現場で頑張るからこそ臨床スキルが上がるのは間違いありません。どんなに医学の勉強をしても、座学だけで優秀な臨床医になることは不可能です。また、臨床経験を積まずして臨床の勘どころや現場のスピード感を習得することは難しいものです。だからこそ僕は臨床現場から離れがたかったですし、なにより現場で一生懸命働く自分が好きでした。この感覚は多くの人が共感できるものだと思います。しかし、悩みに悩み抜いた結果、僕は現場から離れる決断をしました。

悩んだときにポイントとなるのは、**視点をずらしてみる作業**です。

ものごとにはたくさんの判断軸がありますが、ついつい一つの判断軸に固執してしまいがちです。しかし、軸を変えてみると新たな発見があるものです。このときの僕は「医療や臨床現場をよくしたいから現場で頑張らなければ」と意気込んでいましたが、一向によくなった実感を得られないことに少し食傷気味でした。周囲の頑張る人がどんどん疲弊する悪循環に、なんとかならないものかと思いを巡らせていました。ですが、新たな選択肢というきっかけをもらい、本当に自分のやりたいことについて何ができるのかを考えたときに、自分は「医療や臨床現場をよくしたい」のであって、その立ち位置は必ずしも臨床現場のなかからやらなくてもよいということに気づいたのです。現場で努力する人たちを本当にリスペクトしていたからこそ、自分が外部からできることがあるかもしれないという考えに至りました。

◆ 医師は臨床現場で働くべきという考えは正しいのか

「医師は臨床現場にいるべき」という意見をたびたび耳にします。自分の職業に関する矜持は格好よいなと思う一方で、それに固執してしまうと本質からずれてしまうと感じます。選択肢が増えてきている状況に鑑みると、今後は「医師は臨床現場で働くべきなのか」が命題となってくると思います。この答えはシンプルではありませんし、絶対解が存在するとは思えないのでとても難しい話になります。

基本的に日本国では職業選択の自由は保証されています。国民はどんな職業に就こうとどんな仕事をしようと自由ではあるのです。しかし、僕らは医者になるために受験競争を勝ち残って医学部に通ってきたわけで、多くの税金を投入されてトレーニングを受けている以上、医師として世の中に貢献するべきだという意見もあるのは事実です。

どちらの意見も頷けますが、個人的にはみなさんは「やるべきだ

と感じること」をやったほうがよいと思っています。極論ですが、別に臨床現場にいなくたって、世の中に迷惑をかけているわけでもなければ、犯罪行為をしているわけでもないですよね。**お天道様に恥ずかしいことをしていないのであれば、やりたいことをやるほうが自然**です。もちろん臨床現場の医師が足りなくなってしまうのは問題ですが、気の進まないことをやらされているのであれば継続性は望めません。一時的か永続的かは別として、そういう人は現場から離れて違うことをやるべきだと思っています。以前から研究医の領域には多くの人材が存在していますし、この人たちも臨床現場にいないという意味では同じです。

　また、臨床現場の外から医療をよくしようと頑張る医師については、否定することはできないどころかその存在意義が高いと思っています。むしろこういう人の動きがあってこそ、現場に気づきが生まれるというパターンもあると思うのです。臨床現場にいるかいないかではなく、医療という大きなくくりで考えるように意識し、「自分はどう貢献していくか」あるいは「自分は何を貢献できるか」について常に心がけるべきではないかと思っています。

◆ 臨床現場の内外で壁があるのはもったいない

　現場の中の医師も外の医師も「よい医療が提供される世の中にしたい」と思っている以上、共闘する関係を築かないともったいないとも思っています。せっかく共通の問題意識と未来像があるのに、うまくコラボレーションできなければ大きな動きをつくることはできません。

　臨床現場には泥臭いことが多いし、効率的でないこともあります。一生懸命泥臭いことをやる人は間違っていないはずですし、緊急事態では効率的な動きなどといっている場合ではないこともあります。しかし、臨床現場を離れた人は、この状況を「なんであんな泥臭いことを続けるんだろう」とか「もっと効率的に働けばいいのに」と

言いがちです。一般企業を経験した身からみると、非効率に感じる部分もあるのは事実です。例えばミーティング（多くの病院だとカンファレンスでしょうか）は参加者全員の時間を使っているわけなので、アジェンダの共有やムダのない進行をもっと強く意識してもよいと思います。おそらくほとんどの人が後味の悪いミーティングを経験したことがあるのではないでしょうか。そういうところに改善点があります。

　一方、臨床現場で汗をかいている医師は臨床外にいる医師に、現場から逃げたやつというレッテルを貼りがちです。これは自分を振り返ってみても、そういう目線があったことを記憶しています。もちろん逃げの背景がないとは言い切れませんが、現場を離れる判断は個人の自由ですし、外から医療をよくしようと考えている人を決して侮ってはいけないと思います。むしろ外部からこそいえることがあったりするはずですし、思いがあって現場を飛び出した人もいるはずです。それを「あいつは逃げたやつだから」と切り捨ててしまうのは本当にもったいないことです。

　お互いの考えや思いを共有しあうことができれば、医療の質がもっと上がるかもしれません。現場がもっと働きやすくなるかもしれません。医療現場の内外交流の場を設けることが今後の課題となってくることでしょう。それは自分のかかわっているメドレーのような会社でもよいですし、病院単位でもよいと思います。古くはプラトンのいったイデアのように、深層で同じものを見ているのであれば、「アプローチ方法が違えども同志である」という思いが生まれるとよいなと考えています。そして、もしかしたら臨床現場の外を経験して現場に戻る医師がキーマンになるかもしれないと思っています。

◆ 医療現場の外でバリューを出すには「医師としての知見× 何か」が求められている

　この先、医療で働く人の環境は混沌としていくかもしれません。ほとんどの人が臨床現場一本に絞るという働き方は近い将来に変わっていきそうですし、数年後に今の給料が保証されているかどうかもわかりません。きっと自分のバリューをいかに高めていくかがとても重要になってくるでしょう。それは「圧倒的に手術がうまい」でもよいですし、「患者さんに慕われる」でもよいですが、自分の得手不得手を熟知し、得意分野を伸ばし不得意分野を克服することで存在感を示すことが今まで以上に大切になってくると思われます。

　これは医療現場の外で働く医師についても一緒です。自分のバリューを示せれば、目の前の選択肢はますます広がりますし、とても重宝がられるようにもなるでしょう。いうまでもなく、医療現場の外における医師の圧倒的長所は医療の経験があることです。それを何かに昇華できれば自分のバリューは揺るぎないものになるはずです。例えば、僕は「医療事典MEDLEY」というプロジェクトで非医療者に医療知識をわかりやすく伝えるという仕事に携わっていますが、情報を作成する際には病院で患者さんにインフォームドコンセントを行ったときの経験がとても役立っています。また、他の一例として病院業務改善のコンサルティングという仕事がありますが、実際に病院で働いた経験があればより具体的で有用な提案ができるはずです。

　もし臨床現場から離れてみたいと思っているならば、自分に向いている「**医師としての知見×何か**」を考えてみてください。そうして見つかったものをベースに、自分の未来について考えてみるとよいかもしれません。

4. 働き方改革の波：理想と本音

　近年ニュースでも多く取り上げられているように、働き方改革の波が押し寄せています。この働き方改革もキャリアプランを考えるうえで忘れてはならないものです。2019年4月から施行されている「働き方改革を推進するための関係法律の整備に関する法律（通称：働き方改革関連法、働き方改革一括法）」では次の3つが柱とされています。

働き方改革の3本柱

- 働き方改革の総合的かつ継続的な推進
- 長時間労働の是正と多様な働き方の実現
- 雇用形態にかかわらない公正な待遇の確保

　お役所言葉はえてして難しいものになりがちですが、要は「働きやすい環境をつくって、多くの人に継続的な労働をしてもらう。そのためには公平な待遇も必要である」といった内容です。
　勤労には雇用者側と被雇用者側の視点があり、ときに表裏一体の構図がみられます。この働き方改革もその両サイドからみることができ、その背景には次のポイントがあると考えられます。

雇用者側の思惑

- 時間重視から効率重視へ意識転換して労働生産性を高める
- 就労へのモチベーションを維持して離職率を下げる
- 柔軟な労働環境を提示して働き手の減少を防ぐ

- 長時間労働を抑えて過労死を防ぐ
- メリハリのある働き方をして余暇の時間を増やす
- 子育てしながらor闘病しながら働ける環境を手に入れる

　「今までは働きたくても働けなかったママ」を「子育てしながら無理なく働けるママ」に変化させる労働環境の構築によって、出生率の改善をもたらすという狙いも含まれます。過労死や職場離脱といったネガティブな変化を防ぐことも重要ですが、日本という超高齢社会における生産性の低下を防ぐことが見込まれています。この改革がうまくいけば、多くの人が自分なりの労働を行って、社会貢献度を実感できる世の中になると期待されています。

◆ 医療業界における働き方改革

　すでに多くの業種でこの働き方改革が行われてきましたが、医療業界では明らかなメスはまだ入っていない状態です。しかし、少しずつ改革の流れが動き出しています。

　例えば、「高度プロフェッショナル制度」というものがあります。この制度は、時間外・労働や休日労働をしても、割増賃金の支払義務などを適用しないかわりに、成果に応じて賃金が支払われるようにするものです。成果報酬型の雇用契約といえますが、すべての人が対象となるわけではありません。高度な専門的知識などを要する仕事をこなし、業務に従事した時間と成果との関連性が強くない人のうち、一定の賃金（年収で1,075万円以上）をもらっている人が対象となります。この制度が適用されると、自分なりの働き方ができる一方で、成果の状況しだいではひたすら青天井の勤務時間になってしまう事態になりかねないというデメリットもあります。

　医師は高度でプロフェッショナルな仕事をしていますが、この制度には該当しません。というのも、自分自身で勤務時間を決めるこ

とはできませんし、時間と成果の関連性が強くないと言い切れない、などの理由があるためです。

　とはいえ、これを聞いて、医師のみなさんの心に自分の働き方は高度プロフェッショナル制度の範疇ではないかという疑問符が生まれているかもしれません。自分も月に3～6回ほどの当直をこなしながらも、患者さんの状態によっては夜中に呼び出されたまま病院から帰ることができないといったことを経験しています。状況次第では臨床医の勤務時間は青天井になりかねないのは事実です。現状の医師の働き方は制度の間にあって、うまくコントロールされていない状況かもしれません。

　ありのまま述べると、こうした状況はまずいと認識されつつも、今までは放ったらかしにされてきた側面があります。患者から感謝されると本当にやりがいを感じるものですから、多少過酷な労働条件でも医師は頑張れてしまいます。そのため、現場の医師に無理がかかっても、破綻しないでなんとか成り立っていた過去があるわけです。嫌な言い方をすると「やりがい搾取」というやつですね。

　しかし現在は、あるべき医師の働き方について侃々諤々の議論がなされている状況です。2024年までにあらゆる医療機関において労務管理の徹底・労働時間の短縮などを行っていき、2024年4月以降は「年間の時間外労働960時間以下」をめざすことになっています。

　ただし、これには例外があるので注意が必要です。労働時間短縮を進めてもこの上限に収まらない労働が必要な医療機関（例えば高度救急医療機関や地域医療維持のために必要と知事に認定された医療機関、在宅医療で積極的な役割を担う医療施設など）で働く医師や研修医や高度技能の獲得をめざす医師に関しては、例外的に「年間の時間外労働1,860時間以下」をめざすことになります。

◆ 医師の働き方を改革するうえでの難しさ

　「年間の時間外労働1,860時間以下」という数字は、月平均の残業

時間が155時間という計算になります。これは過労死水準を優に超えていますので、本当に働き方改革が進んでいるのか、疑問に感じる人も少なくないかもしれません。また、「年間の時間外労働960時間以下」についても、一般的な時間外労働の規制が「年間360時間以下」となっているので、健康管理のうえでかなり不安が残る数字です。この点についてはもちろん把握はされているのですが、どうしても他の一般的職業における時間外労働の数字と同じにできない背景があります。

厚生労働省の資料[6]によれば、医師が長時間労働している要因の主なものは次のように考えられています。

医師の長時間労働の原因

- 救急搬送を含め診療時間外に診療が必要な患者や、所定の勤務時間内に対応しきれない長時間の手術、外来の患者数の多さ
- 医師はそれらに対応しなければならないとする応召義務の存在
- タスク・シフティング（業務の移管）が十分に進んでいない現場の勤務環境
- 求めに応じ質の高い医療を提供したいという個々の医師の職業意識の高さ

また、これに加えて、患者対応に伴う事務作業が多いことや患者側の都合による診療時間外での患者説明、看取り時には診療時間外でも主治医の立ち会いが求められることなども要因となっています。

この問題を解決するには個人の目線で判断すればよいのか、病院レベルの目線で判断するべきなのか、はたまた社会全体を見渡した目線で判断しなければならないのか、とても難しい判断が求められます。いや、ベストな答えはないのかもしれません。

個人単位ではムダの多い働き方は避けるべきですが、常に合理的

に行動してしまうと、急を要する患者さんの対応にドライになりす
ぎてしまうきらいもあります。医療業界では「傾聴」という言葉が
重宝されているのはご存じと思いますが、まさにこの言葉は合理的
な思考の反対の位置にいるかもしれません。わかりやすくいえば、
自分の病気の状況に悩んで戸惑っている患者にインフォームドコン
セントをする場面で、重要なポイントを端的に伝えることばかりに
注力したらどうなるでしょうということです。たとえ合理的ではな
いとしても、相手の言葉を聞き、共感しながら一緒に時を過ごすこ
とも、臨床現場では大事なことなのです。

◆ 医師の働き方改革のための方策

　医師の働き方改革を実行するためには多方面からのアプローチが
必要です。個人の働き方の取り組みだけでは不十分で、少なくとも
病院単位の取り組みや社会・行政の取り組みも必要です。また、医
療にかかる患者側の意識変化も不可欠です。そのため、厚生労働省
は次のような方針を立てています。

医師の長時間労働に対する対策

- 医療機関内のマネジメント改革〔管理者・医師の意識改革、医療
  従事者の合意形成のもとでの業務の移管や共同化（タスク・シフ
  ティング、タスク・シェアリング）、ICTなどの技術を活用した効
  率化や勤務環境改善〕
- 地域医療提供体制における機能分化・連携、プライマリ・ケアの
  充実、集約化・重点化の推進（これを促進するための医療情報の
  整理・共有化を含む）、医師偏在対策の推進
- 上手な医療のかかり方の周知

　例えば、働き方改革では28時間以上の連続勤務を禁止するように

なっていますが、実際のところ誰もが当直明けにも勤務して32〜40時間ほどの連続勤務をした経験があると思います。次の日に外来があったり、検査があったりすれば帰りたくても帰れなくなるもので、病院レベルでこうした部分の改革が必要となってくるでしょう。また、地域における機能の集約化や重点化に関しても、病院と市区町村（あるいは都道府県）が一緒になって行わないと推進することはかないません。いろいろな視点が求められているのです。

◆ 医療現場の本音はどうなのか？

　長時間労働が減ることに対して、医療現場にいる医師の気持ちはどうでしょうか。おそらくポジティブに考える人もいればネガティブにとらえる人もいることでしょう。

ポジティブに考える意見の例

- 身体を休める時間が増えて健康的に生活できる
- 自分の時間や家族・仲間との時間がとれるようになる
- 仕事に対する集中力が増す

ネガティブに考える意見の例

- もっと修練を積みたいのに成長速度が遅くなる
- 周りより多く働いて院内の評価に差をつけたいのに差がつかない
- 当直が少なくなって収入が減ってしまう
- 勤務時間内に回しきれなかった仕事は結局家でやることになる

　ぱっと考えたただけでも、このような意見が出てきます。どちらの意見も理解できるものなので、結局のところ自分が何を重要視したいかにかかってくると思われます。

　バイトについても考慮すると、改革についての考えはさらに難しくなります。多くの医師は常勤医として勤める医療機関の他にもバ

イト医として働いています。その際の労働時間についてどう解釈するかによって、バイトができなくなってしまいます。かといって、医療機関からすると働く時間が減るのに給料を多く出すことは難しいので、医師のトータルの年収は減る方向になってしまうかもしれません。また、毛色の違う医療機関でバイトすることで違う角度からの経験を積むといったこともできたのですが、こういったことも難しくなってくるかもしれません。

5. 今後はどうキャリアプランしたらよいのか？

　よほどの条件がそろわないかぎり、医師もダラダラと長時間働くことは許されなくなってくるでしょう。先ほど述べたように、医師の働く場所は医療機関だけでなく官公庁や企業などの多くの選択肢がありますが、そのどれを選択しようともタイムマネジメントは重要になってきます。僕もそうでしたが、タイムマネジメントが苦手な医師は少なくないと思います。今まではそれでも時間をかけることでなんとかなっていましたが、今後は日々の作業についてもっと合理的に考える必要が出てくると思います。

　もちろん、泥臭く対応しなければならない場面では徹底的に合理的に考えてもうまくいきませんが、0か1かで考えるのではなく、**場面に応じてグラデーションで考える**ことがポイントになってくると思います。こうした考え方をベースにキャリアプランをすることが望まれます。

　なんとも味気ない結論になってしまいましたが、これからの医師のキャリアプランを立てるうえで次の2つをポイントとして考えてください。

- 臨床で働くことはとても重要だが、それ以外の選択肢も頭に入れておく
- タイムマネジメントを心がけて作業効率を高めつつ、オフの時間を楽しむ

　今までの医師としてのあり方とは変化してきていますが、この2つを大事にすれば、きっと自分なりの答えが見つかることと思います。そうすれば、みなさんの医師として成長したいという思いや医療をよくしたいという思いは着実に実を結んでいくことでしょう。

文献

1)「医師の需給に関する基礎資料」（厚生労働省）（https://www.mhlw.go.jp/file/05-Shingikai-10801000-Iseikyoku-Soumuka/0000167964.pdf）、2017
2)「医師偏在対策について」（厚生労働省）（https://www.mhlw.go.jp/file/06-Seisakujouhou-10800000-Iseikyoku/0000194394.pdf）、2018
3)「平成28年（2016年）医師・歯科医師・薬剤師調査の概況」（厚生労働省）（http://www.mhlw.go.jp/toukei/saikin/hw/ishi/16/）、2017
4)「人口推計（平成29年10月1日現在）－全国：年齢（各歳），男女別人口・都道府県：年齢（5歳階級），男女別人口－」（総務省統計局）（https://www.stat.go.jp/data/jinsui/2017np/index.html）、2018
5)「医師の需給推計について」（厚生労働省）（https://www.mhlw.go.jp/file/05-Shingikai-10801000-Iseikyoku-Soumuka/0000203368.pdf）、2018
6)「医師の働き方改革について」（厚生労働省）（https://www.mhlw.go.jp/content/10800000/000516867.pdf）、2019

医学生のホンネ

受験勉強と医学部の勉強：
そして医師になってから

　もうすぐで研修医になる私がまだ受験生だった頃、英語、数学、物理、化学の勉強が好きでした。振り返ると私は数学、物理、化学、英語の順に時間をかけていたと思います。もちろんのことですが、科目によって勉強のしかたが異なります。数学や物理を学ぶには単なる公式の暗記だけでは不十分で、ある程度の量の問題演習をこなしながら、考え方を理解・実践するという作業を行う必要がありました。一方、英語や化学の勉強は、頭が疲れたときの息抜きとしての要素が大きかったかもしれません。医学部受験の英語や化学は暗記を中心とした作戦で臨み、実際にこの方法で受験を乗り越えることができました。

　しかし、医学部に入学してからは状況の違いを痛感させられました。幸か不幸か私は大学生になるまで膨大な量を記憶するという勉強法をあまり経験してきませんでした。ところが、入学して間もなくから、基礎医学の膨大な内容に手を焼くことになります。理解・実践というよりはただ覚える、しかも大量に。どのようにして覚えたらよいのかがわからず、1年生の私は何個も単位を落としてしまいました。高校生の頃は比較的勉強をすることが好きでしたが、今までの勉強とのギャップにしばらく苦しみました。しかし、時が経つにつれ、徐々にコツがわかってくるようになりました。医学の内容をただ暗記しようとしていたのは間違いであって、病態生理を理解しつつ覚えようとすると、すっと頭のなかに入ってくることが実感できたのです。一見遠回りのように感じる作業ではありますが、試験のためだけの表面的な勉強よりも結果がついてくることがわかったし、この学びの姿勢だと忘れることが少ないのです。

医師になったら、今よりも多くのことを知っていなければならないだろうし、日々変化する医療にキャッチアップしていく必要があると思います。さらには、自分で理解するだけではなく、その知識をいかにわかりやすく患者に説明できて、理解してもらえるかという部分もとても重要になるでしょう。研修医の私はきっとまたギャップに苦しむのかもしれません。

　今の私は医学を学ぶことが好きであり、また医者として現場に立てることを誇りに思っています。だからこそ、学生のときと同じくらい、いやそれ以上に学ぶ姿勢をもち続けたいです。戸惑い立ち止まったとき、学ぶ姿勢について気づくことができた経験が生きてくると信じています。

山本はる

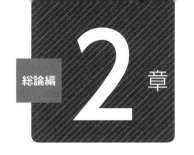

どのような選択肢があるか：臨床と研究、教育、第4の道

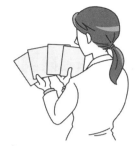

園田　唯、吉川充浩

　ここまで医師を取り巻く環境について整理してきました。この章では、今の状況を踏まえたうえで、「いまどのような選択肢があるのか」について、僕（園田）の考えを中心により具体的に考えていきます。

　医師の選択肢を大きく
- 臨床
- 研究
- 教育
- 第4の道

に分けてみていきましょう。

1. 臨床と研究、教育、第4の道

◆ 臨床

　おそらく4つの選択肢のなかから最も多くの人が選ぶのが臨床ではないでしょうか。いうまでもなく医療は臨床現場で行われているわけで、やりがいがとてもたくさんあります。疲労が重なっても患者の笑顔にエンカリッジされて頑張れたという経験は僕にもあります。

　もし臨床医の数が減ってしまうとしたら、多くの患者を診ることができなくなることを意味するため、医療界全体でみれば臨床医の確保はとても重要です。その現場を担っているという責任感に臨床への意欲を駆り立てられる人も少なくないでしょう。

　当たり前ですが、医療機関は大きく病院かクリニック（診療所、医院）に分けられます。そして、病院といっても大学病院か市中病院かで性質が異なります。**大学病院に勤めるとなると要は入局するということですが、ここは慎重に考えたほうがよいポイントです。**「入局して、関連病院に行って、大学院に入って、学位をもらって、気づいたら医師10年目」なんてことはザラな話です。25歳で医師になって65歳まで働くとして、40年の医師人生のなかの10年はとても大きいものです。ましてや自分の礎となる最初の10年の話ですので、よくよく考えてジャッジしたほうがよいに決まっています（後述）。

◆ 研究

　研究は基本的には大学などの大きな機関で行われます。なかには中規模の市中病院で臨床研究（実際の病気の臨床データを用いた研究）をしている先生もいますが、基礎研究（生命科学としての医学研究）を行うのは簡単ではありません。ですので、研究をやりたいと思っている人はまずどちらの研究をやりたいのか見定めることが

大切です。

　また、医師が研究を行ううえでもう一つ考えなければならないのが「海外で学ぶかどうか」です。特に基礎研究を志す人は留学という選択肢に直面する可能性が高いと考えておいたほうがよいです。

留学のメリットとデメリットを考える

　留学に関しては憧れをもつ人も少なくないと思います。この感情の起こりは、深層心理では留学したかったからなのか、欧米に対する日本の劣等感に由来するものなのかはわかりません。個人的にもこの憧れはあるのですが、どこからこの気持ちがくるのかはっきりとはしません。異国で生活するだけでも苦労があるところに、研究に邁進するというのは確かにすごいことだと思いますが、実際のところ日本の研究はそこまで今一つなのでしょうか。

　まずは研究の源となる研究費用に関してみてみると、「科学技術指標2019[1]」によれば日本の大学における研究費は2.1兆円となっています。これは世界で第4位であり、その上はドイツの2.3兆円、中国の3.7兆円、アメリカの7.3兆円となっています。そんなに悪いものではないとみることができます。しかし、研究のクオリティについてもみてみると、とある組織が分析した「後続の研究に大きな影響を与えている論文数の分析による国別ランキング」では世界第12位となっています[2]。これは被引用数をベースに判断しているものであって、客観的な評価とまではいきませんが、日本の研究に対する諸外国からの評価は研究費の割に高くないのかなと感じてしまうかもしれません。

　いざ留学を考えるとなると、そのメリットとデメリットについてじっくりと考える必要があります。例えば次のようなものがあげられます。

留学のメリット

- 世界に研究成果を発信している教室で学べる
- 国際感覚としての視野が広がる
- 人脈が広がる
- 語学力が上がる
- 自分に自信がつく
- 箔が付いて就職や昇進に有利になる
- なんとなく格好よい

留学のデメリット

- 収入が下がる（あるいは収入がない）
- 環境に慣れなくてストレスを感じる
- 気持ちが病んでしまう
- 食事が合わない

　僕の友人には留学から帰って人が変わったかのように懐の深い人物となっていた人がいます。一方で、メンタルを病んでしまってマイナスのほうに人が変わってしまった人も知っています。異文化において不安や孤独が人の心を蝕んでいくのは想像するにたやすいですので、家族で留学するという人が多いのも頷けます。**メリットとデメリットを見比べて、自分ならどういった留学ができそうかをシミュレーションしてみるとよい**かもしれません。

◆ 教育

　臨床とは切っても切れないのが教育です。臨床医はみな教育者です。後輩に職人技を教える。患者さんが情報のなかで溺れないように整理し導く。患者さんに慢性疾患とのうまい付き合い方を伝授する。他科の医師に知識を整理して伝える。毎日教える場面だらけです。
　つまり、医師として働くうえで大事な大きな3つの軸、これが教

育と密な関係にあります。

【医師として大事な3つの軸】
①知識
②技術
③コミュニケーションスキル

この3つはどれもが重要です。どんなに知識が豊富な人であって
も、患者さんに対して横柄であったり患者さんの話を全く聞かなかっ
たりしたら、患者さんの満足度は高くなりません。また、コミュニ
ケーションスキルが非常に高い医師であっても、技術が足りないが
ゆえに大事な検査でミスをしてしまうのであれば、患者さんの信頼
を勝ち得るには不十分であるといえます。

3つの軸は場面場面によって相対的に重要度が変わってくるとは
いえ、本来はこのどれもが十分条件を満たすように努力することが
望ましいといえます。しかし、この努力というのが結構難しいので
す。特に医師になりたての頃は、何をどう努力すればよいのかです
らわからなかったりします。

①知識は積み重ねていくもの

知識とは積み重ねていくものです。生まれたときから知識がある
人間は存在しません。そこから経験を重ねて事象から帰納的に真理
を理解していき、多くの知識が蓄積されていきます。その一方で、
親や先生などの周囲の人からルールを教えてもらうことで演繹的に
事象の理解を深めたりすることもできます。なんだか堅苦しい表現
をしてしまいましたが、要は「僕たちは経験によって知識を積み重
ねていきながら、時として先人の経験を注入されることで一気に知
識レベルがジャンプアップする」といった構図です。

これは医学教育においても全く同じです。身体のしくみや病気の
成り立ちには、臓器の形などのマクロなレベルからサイトカインや

193

フリーラジカルといったきわめてミクロな世界までがかかわっています。これらを独力で把握することは不可能で、先人の知識や先輩の教育があってこそ理解が可能になります。

つい10年ほど前までは、医学の勉強はもっぱら医学書を用いて行うものでした。しかし、現代は通信技術の進歩とともに学ぶ選択肢が増えてきています。ネット動画講座はもちろんのこと、専門家たちのオンラインにおける知識の共有など多岐にわたってきており、**知識取得方法の選択だけでなく、情報に対する真贋を見分ける目も必要**となってきています。

②技術の修得は物品準備から

僕は決して手先が器用なタイプではありませんが、今となっては手術以外のほとんどの手技を人並みにこなせる自負があります。医者になりたての頃にはとてもこんな自信と余裕はありませんでしたが、いろいろな先輩方のご厚意と手ほどきがあったからこそ今の自分があると思っています。これは巧言として述べているわけではなく、振り返っても本当にいろいろな人のサポートがあって手技のチャンスをいただけたおかげだなと思っています。

手技の上手下手に関してはあまり辛辣に述べてもしかたない部分があります。何よりやっている本人がよくわかっていることでしょうし、泥臭く努力すればたとえ緩徐であってもいずれスキルは向上していくものです。

ここで僕から若手医師の諸君に強調したいのが、**物品の準備は完璧にしておかなくてはならない**ということです。研修医となってほどない頃に、突如オーベンに「胸腔穿刺をするから準備をしなさい」と言われたことがあります。生半可な気持ちであった研修医園田は準備ができず、チューベンに手伝ってもらってなんとか物品をそろえることができました。するとオーベンが「園田くんやってみなさい」と言うのです。自信がない僕は断りました。翌週、同じように

胸腔穿刺を行うタイミングがきたので、先週の経験を生かして物品を準備しておいたところ、またオーベンは「園田くんやってみなさい」と言うのです。勇気を振り絞ってやってみたところ、なんとか無事に手技を終えることができました。後片付けをしながら汗の止まらない僕に向かってオーベンは「一度目は手技を見せてあげる、二度目は指導しながら一緒にやってあげる、そして最後は手技を後ろから見守ってあげる。だから君は三度で習得しなさい」と言葉を残しました。なるほどそのくらい集中しないといけない世界なんだな、と感銘を受けた記憶は今でも鮮明に覚えています（ただ、「先週一度目をすっ飛ばそうとしたのでは？」という疑問に関しては胸裏に残ったままですが）。

　物品をそろえられるということは手技の手順がイメージできているということです。逆にいうと、イメージができていないとそろえることはできません。僕はこの経験から、自分のもとについた若手医師が物品準備を完璧にできないときには、絶対に手技を任せないことにしています。そんな状態で手技に臨んでも患者さんに失礼ですし、事故が起こるリスクを考えたらとてもじゃないけれど任せられません。確かにきれいに線引きができるわけですね。今でもオーベンに非常によいことを教えてもらったなと思っています。

③コミュニケーションスキルの根底は礼節にあり

　僕は患者さんに対して必ず敬語を使います。どんなに認知機能が落ちている人であっても小さい子どもであっても基本は敬語です。患者さんは自分の病に不安を覚え、つらい気持ちをもっているのに、横柄にみえるかもしれない態度をとるのはプロではないと思ってしまいます。特に信頼関係のまだ確立できない状態では細心の注意を払うべきではないでしょうか。

　逆に、自分や自分の家族が受診したときを想像してみてください。よく知らない医者がいきなりタメ語で話しかけてきたらどう思うで

しょうか。少なくとも礼儀のある人という印象は受けにくいと思います。

　結局は裏返しなのです。タメ語で失敗することよりも敬語で失敗することのほうが少ないと思います。もちろんタメ語が望ましい場面がないとはいいませんが、医師−患者のコミュニケーションの基本がタメ語ではないことは間違いないと思います。ノブレスオブリージュとまではいいすぎかもしれませんが、**礼節をもって相手に接すること**はプロとして心しておきたいところです。

◆ 第4の道

産業医、検診医（健診医）

　臨床に携わらない医師としては、産業医と検診医（健診医）があります。いずれも臨床医と比べると、時間的な制約が少ないです。産業医は診断や治療はせずに、面談やレクチャー、ストレスチェックや勧告などを行います。産業医になるためには、決められた研修を受けることが一般的で、そう大変ではありません。

行政機関

　行政の仕事に進む医師は0.5％程度とわずかです。代表例は、厚生労働省、PMDA、WHOです。

　厚生労働省の医系技官は卒後10年以内の医師が対象で、多くは初期研修修了後の入省が多いようです。仕事の内容は多岐にわたり、厚生労働省のホームページ[3]に具体例が載せてあり参考になります。

　PMDAは「医薬品医療機器総合機構」という名の独立行政法人です。2004年に設立されました。仕事の内容は、医薬品の副作用による健康被害を救済すること、新しい医薬品・医療機器の承認審査を行うこと、市販後における安全性に関して情報の収集から提供までを行うことです。新しい薬や機器を世に送り出す審査員であり、送り出した後も安全の番人として働くわけです。

　WHOなどの国際保健は、もてる者ともたざる者に分断されている現代社会の「病」に立ち向かうものです。公衆衛生の素養が必須です。

企業

　企業に勤める場合の選択肢は、製薬会社や医療機器メーカーのほか、保険会社（加入審査）もあります。企業は研究開発や薬事に携わるのが主です。創薬のみならず、世界をまたにかけた共同治験にかかわるなど、潤沢な資金を用いたスケールの大きな仕事は魅力的ですね。

　いずれも臨床医として働いている人からしたら一言いいたくなる選択肢かもしれません。しかし、**医学的知見を発揮することで新たなバリューをもたらすことができる場は、医師との親和性が高かったりするもの**です。もちろんどんな企業でも医師としての知識と経験が重宝されるというわけではありませんが、選び方さえ間違えなければバリューを出せるし、雇用側としても雇ってよかったなと思ってもらえると思います。昨今、健康や医療に関連している企業は多くありますので、気軽に連絡をとってみたり見学してみたりしてもよいかもしれません。

起業

　また、起業に関しては、ほとんどの医師は医療領域で起業しています。もしやりたいことや社会にインパクトを残したい分野がある人は、起業するのも一つの手だと思います。ただし、ビジネスは医学と全く異なるので、会社をうまく回すスキルは別に学んでいかなければなりません。よほどの天才ではないかぎりこれを知らずしてうまくいくことはないと思いますので、まずビジネスの基礎から学

んでいくようにしてください。BSやPL、EBITDAといわれてもピンとこない人は、いきなり起業しても痛い目をみる可能性が高いです。思いの強い人は、すでに起業した医師（彼らは自分たちをアントレドクターとよんでいたりもします）を調べて、お話しする機会をもらうのもよいかもしれません。

2. 専門診療科について

　日本専門医機構という組織ができて、2018年に専門医制度は大きく変わりました。今は、初期臨床研修を終える前に専門診療科を決めることになります。

◆ 大きな改革が行われた専門医制度

　それまでの専門医はさまざまな学会（日本内科学会、日本外科学会、日本呼吸器学会、日本循環器学会など）が認定するものでしたが、学会によって認定のしかたや質に均一性がなかったため、中立の第三者機関が資格の認定をすることになりました。そこで日本専門医機構が組織化され、主要な19領域の診療科において専門医を設定したというわけです（**表**）。

　まずは初期研修が終わった段階で、19領域のいずれかで専攻医として3年間の研鑽を積み、専門医を取得して、さらに2段階的にサブスペシャリティ専門領域の研修を受けて専門医を取るという段取りになります。例えば、僕が取得している呼吸器専門医を取るため

表　19領域の主要診療科

・内科	・外科	・小児科	・皮膚科	・精神科
・整形外科	・産婦人科	・耳鼻科	・眼科	・泌尿器科
・脳神経外科	・放射線科	・麻酔科	・病理	・臨床検査
・救急科	・形成外科	・リハビリテーション科		・総合診療科

には、まずは内科専攻医として修練し内科専門医を取得して、その後、呼吸器内科医として修練を積むことになります。サブスペシャリティの専門医を取るにはかなりの時間がかかる段取りですが、現在は主要診療科とサブスペシャリティとしての診療科の訓練を同時に受けるといった措置を用いれば、取得までの時間短縮をすることができます。この変革に関して批判的意見が多かったのは事実です。興味がある方は、インターネットで検索してみるとよいかもしれません。

　ここでは若手の先生方が考えるべき事実だけを取り上げます。専門医を取得するためには、専攻医登録して研修病院に採用される必要があります。この研修病院というのは研修の充実度が日本専門医機構に認められた病院が該当し、要は大学病院やそれに準ずるような大病院が当てはまります。つまり、逆から考えると、研修病院として認定されないような中小病院では若手の医師が専門医を取得することは不可能ということです。もとより、専門医機構の役割の一つに医師の地域偏在の是正と診療科偏在の是正があったわけなのですが、皮肉にも中小病院から若手医師は減り、地方の病院から若手医師は減り、内科や外科といったメジャー科といわれる診療科から若手医師が減るという状況に陥ってしまいました。

◆ 若手のうちに迫られる選択：あなたは入局する？入局しない？

　近年「医局離れ」という言葉がいろいろな場面でいわれています。その名の通り、医局に入る人間の数が減ってきていることを指します。以前は臨床研修制度がなかったため、医学部を卒業したらほとんどの人が大学医局に入っていましたが、いまは市中病院に戻ったまま大学に戻らない人がだんだんと増えてきたようです。新専門医制度では、若手医師が専門医をとるためには大学病院などの大きな病院に行かなければなりません。当然、大学へ戻る人の数は増え、

入局者が増えるといった構図がみえてきます。

　入局の要否は初期研修中に誰もが一度は考えるであろう大きな悩みです。早い人は初期研修の段階で入局してしまうようですが、一般的には初期研修のスーパーローテーションで一通りの診療科を経験してから、自分の専門とする科を決めて入局します。また、自分の専門領域を決めて市中病院で後期研修を受けてから入局するというのもよくあるパターンです。

　何も医局に所属することがダメであるといいたいわけではありませんが、なんとなく誘われるがままに入ってみたけれど、結局自分に合わなかったとなると本当に不幸です。退局となると、なんとなく負い目という十字架を背負うことになりますし、医局からみてもそれまで育てた先輩方の労力が実を結ばない形になってしまいかねません。ここで押さえておかなければならないのは、入局に関してはメリットとデメリットの両面があるということです。ざっと一般的なものをまとめると次のようになります。

入局のメリットの例

- 学位が取れる
- 学内出世のチャンスがある
- 専門医が取りやすい
- 研究しやすい
- 留学しやすい
- 人脈が広がるチャンスが多い
- 医師の数が多いから柔軟な働き方を取りやすい
- 希少な症例が集まりやすい
- 就職先やバイト先を安定して紹介してもらえる

入局のデメリットの例

- 医局人事で行きたくないところに行かされることがある
- 市中病院より給料が安い
- 収入を安定させるためにバイトに勤しむと過労になりやすい
- 大所帯がゆえに人間関係がややこしくなることがある
- コモンディジーズの経験を積みにくい
- 症例の数が限られがち

　書いた自分であっても、メリットを眺めると医局に入りたい気持ちになりますし、デメリットを凝視してしまうと医局に入る気があまり湧いてきません。結局のところ<u>100点の職場なんぞ存在しない</u>のです。「どのポイントを重要視するか」や「どのポイントを受け入れることができないのか」によって考えるしかありません。

　例えば、僕は教授になりたい気持ちもありませんでしたし、留学したい気持ちもありませんでしたが、人より回り道をしてきた（医学部に入る前に違う大学を卒業しているため）ぶんだけ早く臨床医として一人前になりたい気持ちが強かったため、臨床力を磨くことに特化して最短距離の道を選んできました。一方で、僕の友人には医局に入っている人もたくさんいますが、その理由はまちまちです。「いずれ研究に邁進したいから」という人もいれば、「教授になりたいから」という人、「○○大学医学部大学院卒ってなんとなくカッコいいから」という人すらいます。その人それぞれの考え方はどれも間違っていないと思います。大人数のなかで多方向に気を遣って生きるのが苦痛であるという人は入局しなければよいだけですし、○○大学大学院修了という学歴が欲しい人であれば断然入局したほうがよいと思います。<u>自分なりの判断軸を決めて、決断すればよい</u>だけなのです。

　ただ、この判断を医師として若手のうちに下さなければならない

というのは、なかなか酷なことだなとは思います。自分の経験でも
興味をもった専門領域は随分と変わってきましたし、まだ右も左も
わからない状況で未来の大枠を決めてしまうことは、自分の可能性
を制限してしまうことにつながりかねません。医師人生を左右する
ことは余裕をもって決断したいものです。そういった意味では、初
期研修後の入局はいったん保留して後期研修医（専攻医）として市
中病院で研鑽を積む、という選択肢は賢いのかもしれません。

文献

1)「科学技術指標2019（調査資料-283）」（文部科学省 科学技術・学術政策研究所）、2019
（https://www.nistep.go.jp/archives/41356）
2)「インパクトの高い論文数分析による日本の研究機関ランキング2019年版を発表」（クラリベ
イト・アナリティクス・ジャパン社）（https://clarivate.jp/news-releases/2019/esi2019/）、
2019
3)「医系技官採用情報」（厚生労働省）（https://www.mhlw.go.jp/kouseiroudoushou/
saiyou/ikei/index.html）

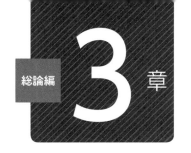

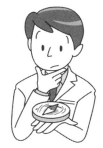

自分なりのキャリアとは：判断軸となるもの

吉川充浩

　医療の道は狭いようで広い。医師免許をとってからも、病院勤めをするようになってからも、医療界のなかで動ける自由があります。しがらみはあるけれど「転職」する選択肢が結構たくさんあるのです。社会人になってからも、学生のように進路を迷える職業なんて、そうそうないですよね。

　たくさんある選択肢のなかには正解なんてないかもしれません。むしろ「最適解」に巡り合うといったほうが実情に近いでしょう。

　人生の伴侶との出会いは、一目惚れのこともあれば、しばらく接しているうちにようやく運命の相手だとわかることもあります。出会いと別れを幾度も経験してから、ようやく Best Match に巡り会う人もいるでしょう。医師のキャリアも同様です。しかも、出合いは双方向的です。あなたが仕事を選ぶだけではなく、仕事があなたを変えていきます。仕事に合わせるように、あなた自身が柔軟に形を変えていくことに後々気づくことでしょう。

　多彩な選択肢にあなたは迷います。そりゃそうでしょう。それぞれ魅力があるのですから。……迷えるあなたの頭を整理したい。迷

いの先輩としてアドバイスをしたい。それが本章の意図するところです。

うまく迷うための判断軸を次の4つに分けてみました。

- 仕事の内容
- 専門診療科
- ライフイベント
- 人とのかかわり

抽象的な話もありますが、付き合ってください。

贅沢な悩みを、楽しく悩んでみましょうよ！

1. 基本の法則

どの判断軸にも共通する基本法則からお話ししましょう。

自分なりのキャリアを選ぶのに大事なのは、

①Follow Your Heart
②出会いと偶然を大事にすること

この2点に尽きると思います。

①好きなことを一生の仕事にできる幸せは、いくら強調してもしたりない。好きだったら、つらいことがあっても耐えられるものです。医療のなかにはこれだけ選択肢があるのですから、あっちよりこっちのほうがいい！というのが必ずあるはずです。ファーストインプレッション、自分の勘は大事です。欲張りなあなたはAもBも甲乙つけがたいなんて思うことでしょう。そんなときは②出会いと偶然があなたを導いてくれるものです。それは上司の背中かもしれないし、何となく聞きに行った講演会で受けた衝撃かもしれない。深夜たまたまスイッチをつけたテレビ番組かもしれない。部活の先輩からの急な誘いかもしれない。飲み会での、あれよあれよという

間にできた流れかもしれない。患者さんの一言かもしれない。ジャンケンに負けたことかもしれない（昔は研修先を同期でのジャンケンで決めることもありました）……偶然や運命を「楽しんじゃおう」という気概ですね。

大事な2つの言葉を追加します。

③やってみる
④やるならガムシャラに

③チャンスかなと少しでも思ったら、幸運の女神の前髪をつかむのです。Take the plunge!　④そして、どうせやるなら一生懸命に。ガムシャラにやってはじめて深奥に触れることができるし、志高い同志にも出会えるのです。関連語には「巻き込んじゃえ、巻き込まれちゃえ」があります。お祭りのようですね。みんなで運ぶおみこしは「医学」あるいは「患者さん」ですね。

以上がエッセンスです。以下、肉付けしていきましょう。

◆ 追記：心の底の欲望

Follow Your Heartといいましたが、あなたの心は何を求めているのでしょう？　どろどろした話で、あまり話題にはしませんが、欲望や欲求はキャリア選択に根源的な役割を果たしています。欲望は人生を前向きに進むためのエンジンです。ふかしすぎると事故に遭うので要注意ですね。20年以上生きてくれば、自分の欲求スペクトラムはだいたいおわかりでしょう。

知識欲、探求欲

これはサイエンティストならば多かれ少なかれもっているでしょう。研究に進むのは、これが貪欲な人たちです。

利他的な欲求

人助けしたい、相手に尽くしたい、喜ぶ顔が見たい。臨床医には

欠かせないものです。

名誉欲

　学会でうまくプレゼンできたときに、満場の喝采を浴び言い知れ
ぬ喜びを感じる。高いポジションに就きたい、ノーベル賞をもらい
たい。社会的な動物であるぼくたちには、とてつもない機動力とな
りうるものです。自分はエライと勘違いしないように要注意ですね。

金銭欲

　資本主義社会では自然なものです。家族を養うためにも！　ただ、
最優先にしないことが大事です。

　欲望・欲求に理性的な判断が加わり、選択するわけです。自分が
喜ぶのはどんなときなのか。欲望と社会貢献とが同じベクトルを向
いているとき、欲望がプラスのパワーとなり、あなたも社会もWin-Win
の関係になるのです。

2. 仕事の内容：臨床、研究、教育、第4の道（産業医、行政、企業）

　まずは進路を大きく区分けしてみましょう。
　二大横綱は臨床と研究です。ここで悩む人が非常に多い。今はスー
パーローテーション制度ですから、まずはみな臨床医になるわけで
す。その後、①臨床一筋（ぼくはこれです）、②研究一筋、③二刀流
のどれにするかで悩むわけです。二刀流は一過性（大学院だけ）と
慢性（ずっと）に分かれます。
　教育はどんな分野にもかかわってくる、とても大事な仕事です。
臨床や研究などと区別するというよりは、時が経つにつれてウェイ
トが大きくなっていくという類のものです。
　ごく一部が、臨床でも研究でもない、第4の道を選びます。

◆ 臨床と研究：“and”か“or”か？

まずは前半からお話ししましょう。

悩みがなければ突き進んでください。悩みがあるとき、どう考えるか。それぞれに特徴的な悩みがあります。

①臨床一筋

研究しなくていいのかな？ 研究しないと医学の奥深さがわからないと教授はいうし。博士号は取っておいたほうがいいのかなぁ。

②研究一筋

医者じゃなくなってしまうような気持ち。人助けにつながりそうにない、こんな実験していていいのか……。

③二刀流

どっちも中途半端になっちゃうんじゃないか？ 体力がもたないよ。家庭との両立も無理そうだ……。

それぞれの人生相談にお答えしましょう。

①臨床一筋へのアドバイス

研究したいな〜と思う気持ちがあるなら、したほうがいいですよ（Follow Your Heart、やってみる）。研究でしか触れられない奥深さがあるのは確かです。しかし、医学で最も奥深いのは臨床だと思います（p.210 臨床医は職人である参照）。臨床は一生をかけても底がみえることはありません。一生を賭する価値のある仕事です。1分でも長く Bedside Worker として修業し、深奥に近づきたいと思うのは自然なことと思われます。博士号ですか？ 大学で活躍するなら必要でしょう。大学以外では昔のようには重きは置かれなくなっています。肩書きのためじゃなくて、研究したいかどうかで決めるべきです。

②研究一筋へのアドバイス

研究は人助けのためにやるものじゃありません（！）。志すきっかけは患者さんのためだとしても、研究は知的ワクワクさのためにやるものです。これは断固とした真理です。それこそ高度に人間的な営みなのです。罪悪感を感じる必要はまったくありません。人助けにつながる研究の大部分は、そう意図されたものではなくて、思いがけないものなんです。研究が楽しいなら、とことん楽しんでください。

③二刀流へのアドバイス

ぼく自身、一番悩んだ点です。上の言葉は当時のぼくの心の声そのものです。結局、自分はスーパーマンではないんだと思い、研究は断念したのでした（p.12 Dr. 吉川のキャリアストーリー参照）。まず事実を整理しましょう。多くの方にとって、二刀流とは「大学院の数年間、研究を主に行い、臨床は従とする」生活のことでしょう。留学生活も含まれるかもしれません。より少数の方には「大学で臨床と研究とを同時進行で行っていく」ことを意味しています。ここでは主に前者について考えます。

臨床が従となることで、その勘が鈍ることが懸念されます。これは優れた臨床家が指摘している通り真実です。しかし、研究後に見事な臨床力を発揮している多くの医師がいるのも事実です。相当の努力は必要でしょうが克服可能でしょう。

激務に耐えられるか、家庭と両立できるか。研究も臨床も Full Throttle で頑張れるのは確かにスーパーマンですね。理想像です。大学院に進むのは若い方が多いでしょうが、ちょうど体力も適応力もある時期です。その間に二足のわらじ生活に適応したら、その後も続けられるかもしれませんね。スーパーマンは「なれる」ものなのです（p.212 スーパーマン理論参照）。

研究生活がその後の臨床に深みをもたらすことは、何人もの医師

が語っています。そして「楽しかった」と話す医師の多いこと！その魅力にとりつかれた人たちが、完全なる二刀流へと移行するのでしょう。

　本当はやってみないとわからないのですが、以下の場合には二刀流にあえてこだわらなくてもよいでしょう。①臨床にコミットする強い意志がある方、②研究にそれほど魅力を感じない方、③二重生活には耐えられないという事前確率がとても高い方。ぼく自身、①＋③で断念したのですが、今思えば③は過大評価だったと思われます。

　最終的には「臨床にコミットする意志」vs「研究したい気持ち（研究するのもいいかな）」のバランスが決定要因となるのでしょう。

臨床医は職人である

　臨床医は知的な職人です。そして、人間的な職人です。

　臨床医は忙しい日々を送ります。一日一日の骨組みはRoutineのくり返しです。しかし、ただのRoutineじゃないですよ。The Great Routineなのです。毎日患者さんを回診します。話を聞いて、診察をして、いつもと何か違うんじゃない？　と感じ取る必要があります。この微妙な差異は、日々接していないとキャッチできません。それは微妙な浮腫の具合かもしれない。新しく出現した心雑音かもしれない。表情の陰りかもしれないし、声色の変化かもしれない。待てるのか、待てないのか。どんな言葉をかけるのか。その判断は待ったなしなのです。

　患者さんは本当のことを知りたいのと同時に、希望ももちたいものです。希望をもたせてほしいのです。嘘はつかずに、伝えるべきことは伝えつつ、どう希望をもたせるのか。これは高等なテクニックというよりも、実地で（＝臨床で）磨いていくしかない職人芸です。

　毎日論文を読み、経験とうまく絡ませながら自分だけの情報空間を築き上げていく、それもRoutineです。

　臨床医一人ひとりのRoutineは、科学と経験と人間力を加味し、年々進化していきます。研修医の頃、周囲でこんな声を聞きました。「臨床医の仕事は毎日同じことのくり返しだから飽きるんだよね〜。研究に行きたくなるのは当然だよね」。当時は確かにそうだよな、と思っていました。しかし、今は違います。臨床医の仕事の骨組みはThe Great、Evolving Routineなんです。毎日同じだと感じるのは、努力や工夫をやめてしまった証拠です。

　臨床医は職人ですが、経験を積むだけでは不十分です。医師になって20年経っても、「私の経験では……」と話すときに面映ゆくなります。

『ハリソン内科学』を適当に開いてみてください。あなたはその病気の患者さんを診たことがありますか？　自分が経験したページに付箋を貼ってみてください。絶望的な気持ちとともに、医学の広大さに畏怖の念を抱くことでしょう。医師は経験にあぐらをかいて、勉強を怠ってはいけないのです。医師になることよりも、まっとうな医師であり続けることのほうがはるかに大変なのです。

　自らのRoutineを日々進化させ、科学的かつ人間的に癒していく職人。それが臨床医です。

吉川充浩

スーパーマン理論

　世の中にはスーパーマンが実在します。常人にはできないことができちゃう人です。ぼくにとっては、両手でピアノを弾ける人も、15分間で3〜4品料理をつくれる人も、スーパーマンです。みなさんの周りにもいるでしょう、すごい人が。

　スーパーマンの特徴は、自身は自分のことをスーパーマンだと思っていないことです。なぜそんなことができるの？　と聞いても、いつの間にかできていたんだよね、と言います。

　あきらめないでください。未来のあなたは、過去の自分からしたらスーパーマンかもしれませんよ。ぼくだってそうです。中心静脈カテーテルを苦労なく入れられたり、胸腔ドレーンを汗をかかずに入れられたり、医学用語を使わずに病状説明をしたり、そんなのスーパーマンだと思っていました。

　「いつの間にか」というのは努力していないわけではありません。たいそう努力したのです。努力したことが傍からは見えなくなるほど、自然にふるまえるようになっているのです。努力した跡がまだ見えるようならば、努力が不十分なんです。

　努力は自力と他力があります。受験勉強するのにほとんどの人は予備校に通いますね。自力ではうまくいかない場合には、他力、つまり努力せざるをえない環境に自らを投じるのです。

　医師はどうでしょう？　医師は職人です。職人は（ある境地に達するまでは）他力が絶対に必要です。『ハリソン内科学』とGoogleで物知りにはなれるでしょうが、医師にはなれません。

　他力はエスカレーターではありません。ロッククライミングです。師

が上から引っ張り上げてくれるかもしれません。同僚が真横で必死に頑張っているかもしれません。いつの間にか師がお尻を持ち上げてくれているかもしれません。いずれにしても、あなたも頑張らなければならないのです。

　医学に終わりがないように、完成された医師の最終形なんてありません。杉田玄白は言いました、「医は生涯の業にして、とても上手名人には至らざるものと見ゆ。己れ上手と思はば、はや下手になるの兆としるべし」[1]。医師すべてが噛みしめるべき言葉です。

文献

1) 杉田玄白：形影夜話 。「杉田玄白・平賀源内・司馬江漢（日本の名著22）」、中央公論社 、1971

吉川充浩

臨床医は公人である

　キャリアを考えるときの必出キーワードは「幸せ」です。いろいろな道があるなかで、どれが、一回限りのあなたの人生をハッピーにさせるのか。あなた個人としての幸せですね。

　医師は個人であると同時に公人でもあります。会社員はインターネットで検索できない人がほとんどですが、医師はほとんどがヒットします。どこの大学を出て、どこで働いてきて、時にはどんな顔なのかまで公開されているのです。医師免許を取得したということは、公人として社会に奉仕することが（義務ではないにしても）方向づけられ、期待されているのです。つまり、一回限りのあなたの人生が、どれほど多くの人をハッピーにさせることができるか。社会に幸せを与えられる職業でもあるのです。

　あなた個人と社会へのハッピネスベクトルができるだけ同じ方向を向くようにキャリアを選ぶともいえるし、キャリアを選んでからベクトルが同じ向きに傾いていくこともあるんじゃないかとも思っています。医学と結婚するみたいですね。

吉川充浩

　ひとたび臨床の道に入ると、漠然としていた「臨床」が一体どんなものなのか、身をもって体験することになります。医師はキレイな頭脳労働と思っていたらとんでもない。体力・持久力を要する泥くさい頭脳労働だと気づくでしょう。しかも、講義や論文でイメージされる、均質化された患者さんなんていないことも身をもって気づかされます。生身の人間と向き合い、コミュニケーション能力を磨いていく。こんなに総合力を要する仕事は、他には思いつきません。

◆ 教育

　ぼくが研修医だった頃と比べると、今は教え上手な医師がベテランにも若手にもたくさんいます。医学書もしかりです。医学書バイヤーのぼくとしては隔世の感があります。同じ内容は、昔の教科書にもきちんと書かれてはいるのです。しかし、読み手を意識したプレゼンテーション技術は、ここ20年で長足の進歩を遂げています。

　そして、YouTubeが生まれ、SNSが広がり、Webでのレクチャーがあり、若手が主導する勉強会が各地で開催されています。ぼくがレジデント時代に夢見ていた「若手医師向けの教育」が、ぼくの予想と能力をはるかに上回る勢いで展開されているのです。ネットワークでつながれた知は、どんなスーパーマンをも凌駕するのです。

　ぼくが教えた研修医は100人強です。当直中のすきま時間に、思いついた後輩の名前をインターネットで検索し、出世したな〜とか、こんな論文を書いている！とか、こっそり感動しています。教え子が自分を軽々と超えていくのをみるのは、頼もしく嬉しいものです。

　決して完成することのない医学を、過去から未来へリレーしていくのですね。全員中継ぎなんです。どの医師にも、その人にしかない知恵があるものです。その医師で絶やしてはいけないのです。

　人に教えるとき、その少なくとも10倍以上の内容を把握しておかねばならない、そう思います。教師とは、全体から部分を選び出すプロであり、全体と部分の間を自由自在に移動できる人です。教師

は生徒以上に勉強せねばならないのです。それが教師を成長させるのです。情けは人のためならず。

みなさん、相手のためにも、自分のためにも、惜しみなく教えましょう。

◆ 第4の道

臨床や研究と比べると圧倒的に n が少ないので、個人的なリサーチがとても重要です。公的なホームページ[1][2]などで体験談が読めますので、興味があったらぜひどうぞ。第4の道では特に先人にコンタクトをとるべきです。ぼく自身が耳にした肉声を紹介します。

ケース1：産業医になったPさん

臨床もやりがいがあったのですが、もともと予防医学に興味がありました。特に職場のうつ、過労死の問題をどうにかしたいと思っていました。対象となる従業員はとても多いけれど、仕事のオンオフははっきりとしています。後期研修を終えてから、産業医になりました。

ケース2：企業に勤めているQさん

大学で臨床しながら研究していました。何となく中途半端な思いがぬぐえず、企業の研究室に入りました。現在、臨床はまったくやっていません。厳しい世界だけど、満足しています。

ケース3：厚生労働省に勤めているXさん

以前から公衆衛生に興味があったのと、官庁勤めの先輩から話を聞いて、「これだ！」と思いました。毎日退勤は日付が変わってからですが、ビッグな仕事を任せられ、やりがいがあります。

共通しているのは「面白そう」との思いです。Follow Your Heart ですね。

3. 専門診療科

　スーパーローテーション世代は実に羨ましい。専門を決める前に、種々の科を体験できるのですから。ぼくの時代には、内科は全部をローテーションしましたが、それ以外の科はほとんど回れませんでした。今は、初期臨床研修を終える前に専門診療科を決めることになります。

　専門を決めるのにも基本の法則が使えます。

◆ Follow Your Heart

　なんでこの科を選んだのですか？と聞かれて、研修医が「ローテーションで回ったときに、奥が深いな〜と感じたからです」と答える場面に何度か遭遇しました。ホンマか？！と思いましたね。

　診療科の奥深さは、初期研修中にその片鱗を感じることはあるでしょうが、専門としてからでないと味わえないものです。ローテーション中に感じるのは、表層の面白さや、科の雰囲気、指導医のかっこよさなどです。

　しかし、それこそがあなたの琴線に触れたものでしょう。このチームの一員になりたいと思わせたものでしょう。相性がいいということです。こう言ってもらえると得心します。

　「何となくかっこいい！ 俺もこれやりたい！って思ったんです。もっと深く知りたい、極めたいな〜と思って」。

　ただ、往々にして食わず嫌いであったり勘が外れたりすることもあるのが曲者です。ぼくも、当初は体が拒否していた呼吸器内科にその後進み、今では体がなじんで「他の科は考えられないなぁ」なんて思っているのですから。

◆ 食わず嫌いを打破するもの

　何が食わず嫌いを打破するのか？ 何が直感の間違いを修正するの

か？ ヒントは「とにかくやってみること」と「人との出会い」です。

　ぼくの卒後2年目は転換点でした。呼吸器内科は必須だったのでやらざるをえず、そこで出会った指導医たちに惚れたのです。そして患者さんとの出会い。2年目としては出来の悪い、しどろもどろの病状説明（汗びっしょりでした）にウンウンとうなずいてくれる重症患者さん。最後はいつも握手して「ありがとう」と。ローテーションが終わる頃、こう言われました。「先生はいつも言葉を一生懸命選びながらしゃべってくれたでしょ？ 真心が感じられたんだよ。先生はよい医者になれるよ」。今でも思い出すと目頭が熱くなります。最後の言葉は「なれるよ」じゃなくて「なれよ」だと思うようにしてきましたけどね。

　信念がある人はそれに従えばいいし、迷う人はひょんなことにそのまま惹かれていってもいいのです。

　ぼくは当初、循環器内科が第一希望でした。「体育会系が行くところだよ」と何度か言われましたが正しいのでしょうか？ No！ ご存じの通り、心不全グループもあれば、不整脈グループもあります。心エコー班もあるかもしれません。心臓リハビリという分野もあります。循環器内科に進んでも、ぼくはハッピーだっただろうと思います。

　リハビリテーション科のままだったら？ 今頃、まったく別の人生を送っているでしょうね。それはそれで充実しているでしょう。

　やってみなきゃわからないのです。やってみて合わなかったら（合わせられそうにないなら）、他科に変更する勇気ももつべきです。やってみて満ち足りなく思えるなら、同志を巻き込んで新しいことを創り出すこともできるのです。

◆ 生活との兼ね合い

　ワークライフバランスは重要です。ぼく自身、若い頃（≒35歳まで）は重きを置いていませんでした。しかし、病とうまく付き合っ

ていかねばならない現実に直面し、さらに家族のために長生きすることをめざすべきと決心してからは、自分の働く場、働き方を真剣に考えるようになりました。

それぞれの科の忙しさは異なります。ぼくの専門とする呼吸器内科は結構な激務です。主治医制の市中病院に勤務していた頃は、夜間の呼び出しも多く、泊まり込みが続いたこともあるし、5夜連続でコールされたこともありました。大学病院はがん患者さんが占める割合が高く、チーム制でもあったので、市中病院よりは気分的には楽でした。

そんな生活に慣れていたとはいえ、家族との時間は大幅に侵食されていました。しかも、自分の時間を確保しようとすると、結局は睡眠時間が削られていくのでした。

病がいたずらしなければ、おそらく自分はまだ同じ生活を送っていたでしょう。病が目を見開かせてくれたのですね。

自分の体力と相談し、仕事以外の余暇をどの程度充実させたいのかを考え、それを叶えてくれる専門科を選ぶことは重要です。やりがいを求めるだけではなく、<u>20年、30年と続けられる道を真剣に探るべき</u>です。

◆ 総合という専門

専門診療科はほとんどが縦断的なものです。呼吸器内科も脳神経外科も眼科もそうです。しかし、横断的な専門診療科もあります。

以前からある病理診断科、放射線科のほかに、感染症科、最近では総合診療科があります。正直いって、最初に総合診療科のことを聞いたときはピンときませんでした。外来で最初に診てくれる一般内科のことだろう、なんて思っていました。

しかし、今ではこう思っています。①市井の人たちが「医者」って聞いて思い浮かべるのは家庭医や総合診療医だ。②細分化される前の医師はみな総合診療医だったんだろうな。③外来でも入院でも、

実際に患者さんを診ていて、今必要なのはこれでしょと実感しています。ぼくの診ている患者さんの平均年齢は70歳以上です。多くの病院でもそうでしょう。入院当日にプロブレムリストをつくり、薬のリストを見て、その長さに嘆息します。外来では数時間かけて複数の科をはしごする患者さんたちもいます。専門医のチームと聞くとかっこいいですけど、責任所在不明の縦割り行政みたいになってしまうこともありますよね。「私が責任をもって診ます。専門医の出番が必要と判断するのもお呼びするのもお任せください。鳥の目をもつスペシャリスト、それが私ですから」。そんな開業医やホスピタリストに診てもらいたいと思う患者さんが今後増えていくでしょう。真面目にこの問題を考えれば、誰もが同じ結論になるとぼくは思っています。

　専門を決められない人のなかには、心の奥底に、細分化への抵抗が潜んでいることもあるでしょう。もしそれを感じ取ったならば、<u>横断的な医師</u>を考えてみるのもいいですね。

4. ライフイベント：結婚、出産、病気など

　仕事はあくまでも人生の一部です。人生の「他のこと」と折り合いをつけながら、働いていかねばなりません。そのなかでも結婚、出産、病気などのライフイベントは、特に働き方を左右します。

　将来のライフイベントを先回りして予測し、今のキャリアを考えることよりも、キャリアの最中にライフイベントに見舞われ、その後のキャリアをどうするか悩むことのほうが多いでしょう。

　想定内のライフイベントは、結婚、妊娠・出産、育児、親の介護です。いつ？とか、子どもは何人？などはもちろん予想はできませんけれど、これから起きるだろうなぁと常識的に何となく予想できるものです。

　想定外のライフイベントは、自分や家族の病気、事故、災害など
です。まったくの不意打ちで襲ってくるものですね。

◆ 大きなライフイベントに見舞われたら

　自分のキャリアを再考しないといけないようなライフイベントに
遭遇したとき、ぼくたちはどうすべきなのでしょうか？ 基本の法則
は使いづらいですよね。結論は「**自分ひとりで答えが出ない場合は、
相談する**」です。これにかぎります。

　相談する相手は、上司や同僚、家族、友人のほか、同じような経
験をした人、書物やブログ、僧侶や聖職者かもしれません。占い師
に相談する人もいるでしょう。条件はただ一つ、自分が信頼できる
と思う人に相談することです。

　慶弔いずれにしても、予想外の出来事に直面したとき、人の思考
力は落ちます。判断が鈍ります。自分一人の問題だと考えて、抱え
込みがちです。人に相談すると、自分の考えが的外れじゃないんだ
と確認できたり、予想だにしなかった方向性がみえてきたりします。

家族が増える

　家族が増えると、責任が生まれるのはもちろん、予想される未来
図が現在を縛ることにもなります。転職・転勤する場合には、配偶
者の職場も考えなくてはいけません。ウン年後には子どもが受験生
だから引っ越しは避けなきゃと気を回さねばなりません（実際は、子
どもは親が思うよりもタフなんですけどね）。採算度外視で突っ走って
きたのを改めて、お金も気にしなくてはなりません。

　特に女性の場合には、妊娠・出産〜育児は、仕事との両立ができ
るのだろうかと悩むところでしょう。最近はサポートする制度が整
えられてきています。育児休業や短時間勤務のほか、子の看護休暇
も法律で定められています（総論編６章参照）。うまく利用したいで
すね。

親の病気

　医師といえども、病気は予想できません。自分だけではなく、家族、親の病気も。ぼくは東京から福岡へ転居するという一大イベントのその年に、年齢不相応に元気であった父に胆嚢癌（ステージ4）が見つかりました。しかたないと何度も自分に言い聞かせながらも、転居を悔いることしばしばでした。群馬は遠く、電話で励ませることにはかぎりがありました。翌年、ホスピスへの転院を勧められた時期に、飛石状に休みをとって、父へ一世一代のプレゼンをしようと準備を練りました。父の作品であるぼくが（予想外の道を通って）こんな医師になり、人を喜ばせることができるようになりましたという、人生最初で最後の自画自賛プレゼンです。その素材が出そろってほくそ笑んでいた翌日の早朝に、父は静かに亡くなりました。

　父のために関東に戻るという選択肢も幾度か考えました。1ヵ月ほど休暇をとることも考えました。何が正解であったかは今でもわかりません。「父はあと10年は元気だろうから、その間、福岡で子育てして、それから東京に戻ろう」という青写真は瞬く間に崩れてしまいました。

　あのときの自分にアドバイスするとしたら、「君が患者さんにしているように、父親に寄り添ってあげれば？ まずは毎週末に帰省するなどの簡単にできることからはじめて、それで満足いかなかったら、より大がかりなことへと進めていくのがいいよ。一人で悩まずに相談しなよ」でしょうか。当時はそんな簡単なことも思いつかなかったのです。

　舞台の上のあなたよりも、観客席からのほうが、冷静に全体像を見渡せるものです。相談、大事です。

5. 人とのかかわり

　自分の体験のみならず、いろいろな医師の歩みを聞いたり読んだりしてみると、結局のところターニングポイントは「人との偶然な出会い」であることが大半です。卑近な例ですが、大学4年生の夏の夜、大学からの帰り道にある曲がり角で、まっすぐ進めば本屋、右に曲がればアパート、ギリギリまで迷った揚げ句、右に曲がったところ、今の妻に出会ったのでした（詳細省略）。人との偶然な出会いを冒険心や好奇心で引き受けたとき、予想しない展開が待っているものです。

　医局というシステム、SNSでの交流、飲み会での出会い。閉鎖系である個人が開放系となり、人と相互作用するとき、思いがけない可能性が生まれるのです。

　みなさんにはメンター、ロールモデルはいますか？　メンターは導いてくれる人、ロールモデルはめざす対象です。ぼくには直接の師匠は3人います。師匠①は、内科のすべての領域に精通しているとんでもないお方です（専門外なのに専門医よりも詳しい）。患者さんにはとてつもなく優しいが、絶妙な緩急で厳しさをみせる。臨床医としての心構えを教えてくれました。師匠②は卓越した臨床力の持ち主であるだけではなく、どんくさい研修医だったぼくに「良さ」があることを気づかせ、それを伸ばすように励ましてくれました。ムンテラの手本を何度もみせてくれました。師匠③は天才的な勘のもち主で、しかも驚くほどの勉強家です。常識を疑うこと、自分の頭で考えること、努力をやめないことを教わりました。臨床の厳しさを叩き込まれました。

　その他、一方的に師匠と仰いでいる人は多数います。書物やインターネットを通じて私淑している人たちです。章末の「お勧めの図

書」の筆者たちはその筆頭です。人生の師匠は数え切れません。

　忘れられない患者さんたち。その面々は毎年どんどんと増えていきます。ぼくが彼らのサポーターであるはずなのに、彼らがぼくを支え、道標となってくれています。患者さんの言葉、患者さんとの出会いが、あなたの決意を生むこともあるのです。

　あなたが善意と志をもって仕事に取り組めば、その心意気を感じ取ってくれる人は必ずいます。出会いは、知らず知らず、あなたが生み出すものなのです。志を大事にして（Follow Your Heart）、ガムシャラにやってみれば、あたかも偶然のように人と出会い、あなたを導いてくれるのです。

　本書があなたにとって一つの出会いになりますように。

文献

1）「医系技官採用情報 業務内容とメッセージ」（厚生労働）（https://www.mhlw.go.jp/kou-seiroudoushou/saiyou/ikei/pages/message01.html）
2）「PMDAの人々」（医薬品医療機器総合機構）（https://www.pmda.go.jp/recruit/0384.html）

■ お勧めの図書：判断軸を培うために

▶『医の知の羅針盤』（ロバート・テイラー／著　石山貴章／監　三枝小夜子／訳）、メディカル・サイエンス・インターナショナル、2017
　　オスラー先生を尊敬する人は多いし、ぼくも好きです。しかし、テイラー先生のほうに親近感を覚えます。何度読んだことやら。これからも何度読むことになるのやら。医療者と患者さんへの温かいまなざしが伝わってきます。どこでも読めるように、英語版を電子ブックリーダーにダウンロードしちゃいました。

▶『世界を治療する』（ポール・ファーマー／著　光橋　翠／訳）、新評論、2016
　　穏やかだけど情熱的な巨人、ずば抜けた知力と行動力の持ち主のスピーチ

集です。なかでも「天職としての医学」がお勧めです。ぼくの文章よりもそちらをこそ読んでほしい。こちらも、どこでも読めるように……（以下同文）。

▶『話すことあり、聞くことあり』（寺澤秀一／著）、シービーアール、2018
　　日本中に多くのファンがいるでしょうが、ぼくもずっとファンです。この著書を読んで、さらなるファンになりました。読んでください。ファンじゃなくてもファンになります。

▶『アメリカ臨床医物語』（中田　力／著）、紀伊国屋書店、2003
　　呼吸器内科に進んだ卒後4年目、歯を食いしばりながら頑張っていたぼくを幾度も励ましてくれた思い出の本。今でも年に一度は読み返します。

▶『森田療法』（岩井　寛／著）、講談社、1986
　　森田療法に興味がなくても、この本の「おわりに―生と死を見つめて」は読んでほしい。立ち読みでもいいんです（おそらく買いたくなるでしょうが）。岩井 寛に出会う前後で何かが変わります。それこそ医師としての判断軸の一つになるはずです。

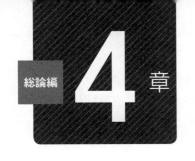
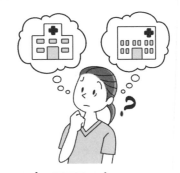

医師として最初に直面する
キャリア選択：
研修先を決めるポイント

伊東直哉

1. 研修先を決める考え方

　医学生のほとんどは卒業後に初期研修を受けることになります。2018年度の公表データでは8,996人が初期臨床研修医として採用されたとされています。この年度の医師国家試験に合格した人数は9,029人ですから、病気などの理由で年度がずれている可能性はあるとはいえ、医学部を卒業した人の99％以上が臨床研修の現場に立つという計算です。

　つまり研修先を決めることは、医師として最初に直面するキャリア選択といえます。しかしいきなりですが、みなさんに残念なお知らせがあります。ここで私があなたに「研修先はこうやって決めよう！」と答えを与えることはできません。ごめんなさい。みなさんの悩みはさまざまだと思いますし、世の中そう単純ではないからです。でも……もしかしたら"ヒント"はあげられるかもしれません。

◆「自分がどうしたいのか」を知ろう

　研修先を決めるポイントですが、最低限「**自分がどうしたいのか**」は知っておくとよいと思います。ここがブレると後々のすべてがブレてしまうからです。とはいえ、「**どうしたいのか」なんてのは今後どんどん変わっていく**と思います。世の中には面白い人がたくさんいます。大いに影響を受けるでしょう。私は学生時代は血液内科医になりたいと思っていましたが、卒業後は総合内科医になり、感染症内科医になり、そして、海外で再び学生になりました（p.52 Dr.伊東のキャリアストーリー参照）。そんなもんです。初心は大切ですが、固執しすぎることはないと思います。初志貫徹はかっこいい生き方にみえますが、無理しても楽しく生きていけません。**周りにどうみられるかは気にしないほうが楽**でいいです。

◆ 大学の外へ出てみよう

　もしかしたら、そもそも「自分がどうしたいのか」すらわからない人がいるかもしれません。そうした人は、まず大学の外に出てみませんか。

　例えば、**外部の勉強会**に参加してみるのはどうでしょうか？ 私が学生時代の頃（もう10年以上も前です）は、残念ながら学生が参加できる外部の勉強会はほとんどありませんでした（本当はあったのかもしれませんが、SNSもなかったので情報がほとんど入ってこなかったのです）。でも、今は全国に医師もしくは医学生が主催する勉強会がたくさんあります。こういった勉強会に参加するメリットは、ただ勉強になるといっただけでなく、複数の病院や大学から参加者が集まるため参加者同士のネットワークを広げられることです。そこで、自分のロールモデルやメンターとなる人と出会えるかもしれません。後は、**海外でのボランティア**などもよいかもしれません。医療行為はできませんが、医学生でも参加できるものがあります。ネットで検索すると簡単に探せると思います。

さまざまな分野で活躍している魅力的な友人の医師たちをみると、学生時代に何かしらのきっかけや体験があったことが多いように感じています。僕自身は大学時代はあまり外部の人たちと交流がありませんでしたが、もし僕が今、医学生なら、間違いなく大学の外に出て何かを見つけにいくと思います。さあ、書を捨てよ、外へ出よう。

◆ 恐れず自分の道を進もう

いずれにせよ、今後あなたがどんなキャリアを選択するにしても、**人と違うことを恐れないほうがいい**と思います。少し前までは、医学部卒業後、ほぼ全員が大学の講座に入局する……以外の選択肢がほとんどない時代でした。しかし今は卒業後のキャリアが多様化しています（総論編2章も参照）。海外で働いたり、企業に就職したり、厚生労働省の医系技官、外務省の医務官、船医など、僕が直接面識がある医師だけでも実に多種多様です。選択肢がたくさんあるとむしろ選べなくなる気持ちはよくわかります。なるべく周りと足並みをそろえて同じ道を進む……のもよいのかもしれませんが、それは真に自分の人生とはよべないでしょう。

2. 研修病院にはどういった施設があるのか

研修病院には市中病院と大学病院があります。それぞれの病院には一般的なメリット・デメリットがあるので、簡単に紹介します。なお、かなり「主観的」な内容になってしまいますことをご了承ください。

◆ 大学病院のメリット・デメリット

まず、**大学病院**です。みなさんのなかには病棟実習、いわゆるポリクリにすでに参加していて現場の雰囲気をなんとなくつかめている人も多いかと思います。

　　大学病院の最大のメリットは、何といってもその指導医の数の多
さでしょう。臨床メインの先生から研究メインの先生、そしてはた
また普段何をしているかわからない先生（？）まで、一般的な市中
病院よりも圧倒的に医師の数が多いです。そのため、困ったことが
あっても誰かしらがみなさんの質問に答えてくれる環境といえます。
そして、その指導医たちは、しばしばその分野のトップレベルであ
ることも多いです。さらに、学会発表や論文作成などの機会が多かっ
たりしますし、多くの医師からのサポート体制は市中病院にはなか
なかない魅力的な環境だと思います。

　　大学病院のデメリットとしては、研修医の人数が市中病院よりも
多いことから、担当できる患者さんが少なくなることでしょう。こ
れは、救急外来の当番にも当てはまることかと思います。また、指
導医が多いぶん、最初から最後まで自分が考えて診療しているとい
う感覚は希薄になってしまうかもしれません。もちろん、これは一
例一例をアカデミックに深めていけるという裏返しでもあります。

◆ 市中病院のメリット・デメリット

　　さて、次に市中病院です。市中病院といってもいろいろですが、
二次救急医療機関くらいを想定してお話しします。

　　市中病院での研修のメリットは、研修医が主体となって病棟業務
と救急外来を担当できることだと思います。大学病院と異なって、
たくさんのコモンディジーズをみる機会に恵まれ、ある程度までは
研修医の采配で行うことができます。そのため、実際の現場での対
応力は市中病院のほうがより身につけられると思います。

　　一方、市中病院のデメリットは、やはりその「忙しさ」ではない
でしょうか。研修医に任せられる仕事が多くなる反面、プライベー
トや自習に使える時間は少なくなります。最近は働き方改革で研修
医の長時間労働も減ってきているとは思いますが、何だかんだで大
学病院よりはきっと忙しいことが予想されます。あとはアカデミッ

クな面が大学よりも弱いところでしょう。指導医の数が少ないということだけでなく、契約している雑誌、図書も大学に比べると少ないですし、UpToDate※なども個人契約しないといけない施設はまだまだ多いように思います。

3. 大学病院か市中病院か

◆ 好きな病院に行こう

ここ最近の研修病院のマッチング結果をみると、市中病院＞大学病院の傾向が顕著です。ですが、**別にどっちがいいとかはない**です。好きな病院に行ってください。はい。

人気研修病院とよばれる病院が世の中にはあります。が、全員にとってパーフェクトな病院なんてものは存在しません。絶対この病院がいいなんていう人がいたら、多分それは詐欺です。絶対はありません。早く逃げてください。医師国家試験にしても、専門医試験でも、"絶対"とつく問題はたいてい間違いです。

◆ 病院見学のススメ

手技がたくさん経験できる？ 患者さんをたくさんみられる？ 早く独り立ちできる？ 論文が書ける？ 学会で発表ができる？ などなど、それらは多分みんな正しいでしょう。でも、目先のことだけにとらわれないでください。10年後にはだいたいのことはできるようになっています。焦らない焦らない。初期研修の場所に関係なく、すばらしい先生たちはたくさんいます。ですので、病院も**"自分の基準"**で選んでください。基準は人それぞれなので、どのような研修

※　UpToDate社が提供する臨床医学情報ツール。専門領域別の最新情報を、オンラインで入手することができる。

先をポイントにするのかというのはお伝えできませんが、少なくと
も1回は<u>病院見学</u>に行ってみることをお勧めします。そこで、研修
医の先生たちにピッタリとくっつき、仕事ぶりを観察するなかで、
その病院に自分がなじめるかをイメージしてください。

　万が一、病院の雰囲気が自分に合っていない病院を研修先に決め
てしまうと、入ってから居心地の悪い思いをするかもしれません。
居心地が悪い病院に行ってもいいことはありません。初期研修の病
院が医師人生のすべてではありませんし、たかだか2年で、必ず終
わりがきます。それでも毎日通勤するのが苦痛になる病院ってつら
いですよ。みなさんが楽しく輝けるステージは必ずどこかにあるは
ずです。雰囲気、意外と大事ですよ。まあ、実際に入ってみて自分
には全く合っていないと感じるのならば研修先を変えることだって
できますから、考えすぎないでください。

◆ 行きたい病院があるなら本気で頑張ろう

　ただし、本当に行きたいと思える病院があるなら本気で頑張って
みてください。初期研修医のマッチングは施設によってはかなりの
高倍率になります。試験対策や面接の準備が必要になるかもしれま
せん。

　なお、どんなに頑張ってもアンマッチになることもあります。や
るだけやってだめならあきらめもつきますから、結果はどうなろう
とも最善は尽くしたほうがいいでしょう。頑張ればたまにはいい結
果がついてくることもあります。

　ちなみに後期研修医での応募なら初期研修医のマッチングよりも
ハードルは大分低くなりますから、マッチングがだめだったとして
も本当に行きたいならそのときに再チャレンジすればいいでしょう。
失敗しても挫けない心が大切です。そのうちうまくいきます。

4. 名門の強みか鶏口牛後か

　　日本にも名門とよばれる優れた医師を輩出してきた病院があります。とはいえ、名門の看板には踊らされすぎないほうがいいでしょう。名門とよばれている理由は、今までの功績が認められているということだけです。

◆ 名門病院のメリット?

　　名門病院で働いたら周りからすごいと思われたり、彼氏・彼女ができたりするかもしれません（知らんけど）。または、看板よりも中身が大事なのはわかってはいるけれど、医師としてのキャリアを積むに当たって経歴に華があったほうが、何かと有利なのではないかと思っているかもしれません。ただ、少なくとも、私の周りではどこの病院で研修したというのを気にしている人はいませんし、そもそも海外にいると日本の大学病院ですら知られていません。

　　何しろ、周りの評価を過度に気にする必要はありません。名門だからといって、あなたにベストかどうかはわかりませんし、よい研修ができるとはかぎりません。

◆ 名門かどうかは自分次第

　　くり返しになりますが、**行きたい病院は自分の基準で選ぶのがよ**い<u>です</u>。マッチングで有名病院にマッチできなかったけど、結果としてマッチした第2、第3志望の病院で充実した研修が送れたなんて話はよくあります。あなたにとって本当に名門かどうかは他人にはわかりません。

5. 働き方の強弱

　仕事は私たちが生きていくには必要なことですが、それがすべてにならないようにしたほうがいいでしょう。働きはじめると、ただでさえ忙しい日々の業務に加え、学会、論文などが追い打ちをかけてきます。追い込まれてくると、ついつい仕事がすべてになりがちです。それでも、**仕事が生活のすべてにならないようにしたほうがいい**です。

　2016年1月、新潟の病院に勤務していた研修医が「過重労働」で自殺した事件はまだみなさんの記憶に新しいと思います。研修医の自殺は決してまれな出来事ではなく、昔からたびたび問題となっていました。私自身も仲のよかった友人を自殺でなくしており、医師の自殺のニュースを聞くたびにたいへん痛ましく感じています。「自殺するくらいなら、その前に病院を辞めてしまえばよい」という意見もありますが、追い詰められた当人にはそのような冷静な判断はすでにできなくなっているので無理な話です。

　家のこと、家族のこと、子育て、健康、両親のことなど、仕事以外にも大切なことがたくさんあります。特に、ライフステージが変わると、新たな問題もたくさん出てくるものです。

　それらをないがしろにしてまでやらなければいけない仕事っていうのは何なんでしょうか。自分の命より大切なんでしょうか。「仕事がすべてではないのはわかっているけどできない」と思う人がいるかもしれません。確かに、たまには無理しなければならないときも出てくるかもしれません。でも、人生は長く、長距離走みたいなものです。長期的に無理をすることはできません。早々に息切れしてしまいます。そして一度息切れしてしまうと、回復には多くの時間

を要します。自殺して楽になりたいと頭をよぎることもあるのかもしれません。

　無理をして仕事をしなければいけないときは、仕事以外の時間、特にダラダラしている時間を確保しましょう。常にアクセル全開で働くのは不可能です。平均して7、8割になればよいのではないでしょうか。自分の命をまず大切にしてください。

6. サラリー

　お金が目的でなければ給料にこだわりすぎる必要はありませんが、**お金は結構大事**です。お金の管理が苦手ならば、一度ファイナンシャルプランナーに相談することをお勧めします。例えばわが家の場合は妻、子ども2人の家族構成ですが、子ども2人が大学を卒業するまでには約7,000万〜8,000万円近くのお金がかかるとのことでした。子どもに一通りの教育を受けさせるだけでも予想以上にお金が必要であることに驚きました。

　働きはじめると、やりたいことが見つかったり、変わったりすると思います。ただ、大学院に行くのも、留学するのも、研究するにも、開業するにも資金が必要です。私はタイのマヒドン大学熱帯医学部へ単身で留学したのですが、約500万円ほど使いました。そこまで長期ではなく、かつ日本に比べて比較的物価が安いタイへの留学でもこれくらいかかりました。これが、さらに長期期間、欧米への留学、家族同伴だとすると1,000万円以上は手元に用意しておく必要があるのではないでしょうか。

　研修医の給料は、厚生労働省の資料を参照すると、1年目の平均

年収は大学病院で300万、市中病院で450万となっています。2年目になるとどちらの施設でも多少増えます。2年間の初期研修後すぐに留学等を計画しているのであれば、奨学金などを探してみるとよいと思います。全く貯蓄ができない環境に行くのはお勧めしませんし、初期研修のうちには節約しても大して貯蓄はできないと思います（なかには研修医でも年収1,000万円超えの病院はありますが……）。

　とはいえ、3年目以降に市中病院で臨床医として働くならば給料も初期研修医の頃のだいたい倍以上になることが多いですし、大学病院勤務でも3年目からはアルバイトが可能になります。ですので、特別な事情がないかぎりは初期研修のうちはそこまで給料を気にしすぎる必要はない……とは思います。給料とは直接関係ありませんが、ふるさと納税はデメリットがほとんどないので、ぜひやったほうがよいですよ（p.242 税制度の知識を深めればお金が貯まりやすくなる？参照）。

7. 好きなように選ぼう

　医師の仕事はすばらしいです。どんなキャリアを選んでも、だいたい患者さんの利益につながります。<u>他人の迷惑にさえならなければ好きなように生きたらいい</u>んじゃないでしょうか。研修先を決めるときも、そんな軽い気持ちでいるのが楽ですよ。

給料ってなんだ？

「給料ってなんでしょう？」と聞いてみると、多くの医師は答えに困ります。というよりも、ほとんどの医師はきちんとした答えを返せないのではないでしょうか。それはもちろん当然です。だって、小中高でお金について学ぶ機会はありませんでしたし、医学部で経済や税のしくみについて学ぶ機会も与えられませんでした。学ばないのに知っているという人なんぞいないということです。

医師はお金について執心しない人が多い？

医師はお金のしくみについてほとんど知らない人が多いと思います。あるいは興味がないというほうが正確かもしれません。かくいう自分もつい最近までお金についてあまり深く考えてきませんでした。この状況にはいろいろな背景があると思いますが、もしかしたら、「お金に詳しい → お金のために働いている → はしたない or ちゃんと医師として働けよ」といった雰囲気や考えが医師のなかにはあるかもしれません。こうした考えが崇高な精神に基づいているのであれば尊敬の念を覚えますが、「<u>お金に詳しい ＝ 邪悪である</u>」<u>と直線的に判断するのはさすがにねじれている</u>なと感じます（もちろん働くべきところを働かないくせにお金だけ集めようとする人がいるなら、ろくでもないやつだなと思いますが……）。

医師こそ知っておきたいお金について

勤労も納税も国民の義務です。僕の見渡すかぎり、医師はたいそう勤労していますし、一般的な水準よりは多く納税しています。要はめちゃくちゃ社会貢献しているというわけです。一方で、そんなにも社会に貢献しているのに、自分の納税額については勤務先にお任せしておきます

という勤務医も多いです。しかし、それで本当に大丈夫なのでしょうか。

　一例をあげてみると、もし本来の納税額が300万円であるところを320万円払ってしまったとしても、基本的に自分から返還の請求をしないかぎり、差額は戻ってきません。「そんな詐欺を国がやるわけがない」と思っていたとしても、それが現状です。国としても全国民の納税状況を精査するコストを掛ける余裕はないから、重要な部分に絞ってチェックしているわけです。限られたコストを掛けるなら、国の収入が増える（つまり、脱税は見逃さない）方向にコストを掛けるのはアタリマエのことといえます。

　もちろん、より多く税金を払い、国に貢献することを重要視する考え方もあるでしょう。ただ、まだそのステージに達していない平凡な自分は「そのお金を自分や家族、友人に使ったほうがより幸せを実感しやすい」とついつい思ってしまいます。

給料とは? 手取り収入とは?

　さて、冒頭の「給料ってなんでしょう？」という問いに戻りましょう。「給料は毎月口座に振り込まれるアレのことでしょ」と思う人がいるかもしれません。実はこれは何重かに間違っています。

　給料とは「雇用契約を結んだ事業主から労働の対価として支払われるもの」のことで、定義する法律によって名称は異なりますが、いわゆる契約で定められた基本給のことと考えてください。僕らは基本給以外にも手当や賞与などの報酬をもらうことがあるわけですが、正確にはこれらは給料に含まれません。

　給料と似ているため混同しやすい言葉に給与があります。「細かいな〜、どっちでもいいよ」と思った人こそ、お金にまつわる言葉の違いについて知っておくと今後、役立つ場面もあるかもしれません。

　国税庁の用語解説[1]によれば給与は次のように定義されています。

　「各年における1年間の支給総額（給料・手当及び賞与の合計額をいい、給与所得控除前の収入金額である。）で、通勤手当等の非課税分は

含まない。なお、役員の賞与には、企業会計上の役員賞与のほか、税法上役員の賞与と認められるものも含まれている。」

つまり、簡単に述べると次のような関係になります。

給与＝給料＋賞与＋手当

勤務医は基本給以外にも何らかの報酬を得ていることがほとんどなので、給料ではなくて給与こそ僕らのもらっている報酬に当たります。しかも、実はお金ではなく物品支給されたものに関しても給与に含まれることがあるので要注意です。ここではあまり細かいことには触れませんが、**給与といったときは明細が細かくなる**といった印象をもっておくとわかりやすいかもしれません。

ここで気をつけなければならないことがあります。僕らが通帳で確認している、毎月の職場からのお預かり金額の数字は給与ではありません。本来は給与をもっともらっているのですが、それよりも少ない額が口座に振り込まれているのです。

毎月の給与から税金が引かれているほか、社会保険料も引かれています。社会保険料とはその名の通り、社会を成り立たせるために保険として国民が払うお金のことで、健康保険・介護保険・厚生年金保険・雇用保険・労災保険などがこれに当たります。社会保険料は所得に応じて徴収額が調整され、社会を支えるために必要なプール金となります。

つまり、給与所得から税金と社会保険料を抜かれて残った額が毎月振り込まれているわけで、この額のことを巷ではよく「手取り」とか「手取り収入」とよんでいます。これを正式には「可処分所得」といいます。なんだか堅苦しい言い方ですが、個人所得のなかで消費（処分）できるお金のことで、要は働いたぶんに対してもらえる現金のことですね。

給与がまるまる課税対象になるわけではない

　また、所得のなかには課税所得という言葉もあります。実はこれも結構大事なので、知っておいたほうがよいポイントです。

　僕らは所得に応じて所得税と住民税を払っています。**勤務医が知っておくべき税金は所得税と住民税**です。

　「所得税って知っている？」と尋ねると、たいていの医師仲間は「給料から引かれるアレだろ。しかも給料をもらえばもらうほど多く引かれるしくみになっているんだよね？」と返事がかえってきます。もちろんこれは間違ってはいないですが、やや不安を覚える返答です。日本において所得税を計算する場合には、所得に応じて税率が決まっており、たしかに所得が増えれば増えるほど税率が上がります。課税所得の前に所得税のしくみから考えてみましょう。下の表を見てください。

表　所得税の速算表

課税される所得金額	税率	控除額
195万円以下	5%	0円
195万円を超え　330万円以下	10%	97,500円
330万円を超え　695万円以下	20%	427,500円
695万円を超え　900万円以下	23%	636,000円
900万円を超え　1,800万円以下	33%	1,536,000円
1,800万円を超え　4,000万円以下	40%	2,796,000円
4,000万円超	45%	4,796,000円

2015年分以降
（文献2より引用）

　この表に従って計算するなら、課税される所得金額が1,000万円の人は次の計算式で所得税が算出されます。

払うべき所得税：
$10,000,000 \times 0.33 - 1,536,000 = 1,764,000$ 円

　右の控除額という欄に注目してください。所得に単純に税率をかけるだけだと、900万円（税率23%）と901万円（税率33%）では901万円のほうが手取りが少なくなってしまうという不公平が起こります。そ

んな事態が起こらないように、累進課税制度では調整のための控除額を用いています。この控除額を引き算すると、手取り額がひっくり返るような不公平が起こらなくなります。これを加味して、課税される所得が1,000万円の人はおよそ176万円を国に納めるというわけです。

さて、ここでさらに気をつければならない点があります。さっきから出てくる「課税される所得」というのは「給与所得」とは異なるということです。実は給与所得丸々に税金がかかるのではなく、いろいろな減免が存在し、それらを引き算したあとの所得に対して税率をかけて計算します。この引き算したあとの所得のことを課税所得といいます。

引き算するものはたくさんあります（詳しくはp.242 税制度の知識を深めればお金が貯まりやすくなる？参照）。その額を給与所得から引き算することで課税所得は算出されます。

> **課税所得＝給与所得－控除されるものの合計**

開業する・個人事業をする場合

個人事業を行っている人は所得税・住民税に加え、法人税や事業税も納める必要があります。一方、業務にかかった費用を経費として算出して控除額を増やすことができます。開業医は個人事業主に当たるため、いつ開業するかわからない僕らは課税所得計算の基礎くらいは知っておいたほうがよいかもしれません。

まとめ

子どもの養育にかかる費用や不動産購入金など、人生には多くのお金がかかります。また、それらのかかるタイミングも人によって異なります。ただ稼ぐだけに没頭しても、生きているかぎりは案外出費がかさんでしまうものですので、これらのシステムをうまく使いながら人生設計や資産設計を行ってください。

　医師の本業はいうまでもなく医業ですが、その一方で僕らは日本国の制度のなかで暮らす一市民です。よほどお金が余っている生活をしている人でないかぎり、「お金を知ることは邪悪なことではなく、必要なことである」と考えることをお勧めします。

園田　唯

文献

1）「民間給与実態統計調査の結果　1 用語の解説」（国税庁）（https://www.nta.go.jp/publication/statistics/kokuzeicho/minkan/top.htm#b-01）

2）「No.2260　所得税の税率」（国税庁）（https://www.nta.go.jp/taxes/shiraberu/taxanswer/shotoku/2260.htm）

税制度の知識を深めれば
お金が貯まりやすくなる？

　自分がどんな税金をどれくらい納めているかを把握している勤務医は多くはありません。勤務医にとっての税金は給料から天引きされるものなので、興味をもちにくいものなのかもしれません（給料と税金の関係についてはp.236 給料ってなんだ？参照）。一方で、開業医は納税を自分でしなければならないためか、税金への関心が高く、知識も豊富な印象があります。

　税金が多くの人にとって必要な「資産形成」に密接に関係しているから、勤務医にも税金について知ってほしいのです。

　橘 玲さんは著書『お金持ちになれる黄金の羽根の拾い方』[1] で、資産形成を次の方程式で導き出しています。

> 資産形成＝（収入ー支出）＋（資産×利回り）

もう少し具体的に書くと次のようになります。

> 1年間で増える資産＝（1年間の収入ー1年間の支出）＋（運用資産×年間利回り）

　上の方程式のなかで、税金は計算式の支出の一部に当たります。つまり、税金が少なくなると資産が増えやすくなります。税金を減らす方法は数多くあり、手の混んだものもあれば、手をつけやすいものもあります。

　例えば、給与所得からの控除として以下のようなものがあります。

【給与所得から控除される主なもの】

- 医療費控除
- 社会保険料控除
- 小規模企業共済等掛金控除
- 住宅借入金等特別控除
- 生命保険料控除
- 地震保険料控除
- 寄付金控除
- 配偶者控除
- 扶養控除
- 基礎控除
- 青色申告特別控除

　住宅ローンを組んだ場合に使える「住宅借入金等特別控除（通称 住宅ローン控除）」や、生命保険に加入した場合に使える「生命保険料控除」は多くの人がすでに利用しているかもしれません。「医療費控除」は、年間の医療費負担が10万円を超えた場合、そのぶんの金額が控除されます。

「ふるさと納税」と「iDeCo」は知っておいて損はない

　一般論として、勤務医は控除を受けられるものが限られています。しかし、知っておいて損がないものが、「ふるさと納税」と「iDeCo」ではないでしょうか。

　ふるさと納税はほとんどのみなさんがご存じだと思います。2,000円の手数料が取られますが、自分の納税するべき税金の一部を国内さまざまな自治体に納税することができ、その返礼として何かしら品物がもらえるというシステムです。ふるさと納税に使える金額は課税所得によって異なるため自分で調べる必要がありますが、手数料以外は損をしないで返礼品がもらえるということでお得な制度と思われます（2020年5月現在）。返礼品のリストはさまざまなサイトでみることができますので、やっていない人はぜひ一度調べてみてください。

また、iDeCo（通称 イデコ）は個人型確定拠出年金ともいいます。いわば年金のようなもので、拠出した掛金の合計額や運用成績に応じた金額が60歳以降（場合によっては65歳以降）に返ってくるというものです。掛金は小規模企業共済等掛金控除として課税所得計算の際にまるまる引かれるため、明らかに有利といえます。ただし、次のポイントは押さえておいてください。

【iDeCoのポイント】

- 月額5,000円以上1,000円単位で掛金を設定できる
- 最大掛金が決まっている（一般的な勤務医は毎月12,000円まで、開業医は毎月68,000円まで）
- 10年以上掛けると満60歳からもらえる（納入期間が10年未満の場合は段階的に受け取るタイミングが遅くなり、最も遅くて満65歳）

　このような控除を上手に積み上げていくと、税金が減ります。ここでは紙面の関係上、細かく説明できないので、詳細については税金対策の本を数冊読んでみてください。多くの書籍は控除についてだけではなく、玄人向けの内容も含んでいますが、他の節税方法も知っておいて損はありません。

　恥ずかしながら、僕はつい最近まで税金の知識がほとんどありませんでした。そのため控除を十分に使えておらず、思い返すと、悔しいような悲しいようななんともいえない気持ちになります。みなさんには同じ轍を踏んでほしくはありません。

　資産形成の第一歩だと思って、一日でも早く税金の勉強をはじめてみませんか？

齋木　寛

文献

1）「お金持ちになれる黄金の羽根の拾い方 知的人生設計入門」（橘　玲/著）、幻冬舎、2002

年金はお得な制度？

　年金への加入は国民の義務ですが、年金について十分な知識をもっている人は多くはありません。かくいう僕も、「若いときに支払って老後にお金が受け取れるもの」、というくらいの理解でした。それどころか、少子高齢化が進み続けると、老後に年金を受け取れないかもしれないと感じていたため、納めなくてもいいのなら年金をやめたい、とまで思っていました（一応、納め続けてはいます）。

　しかし、お金についての勉強を進めるうちに、年金はお得な制度なのかもしれない、と考えが改まりました。

　その主な理由は2つあります。

お得な理由その1

　1つ目の理由は、年金は高齢者の生活費を給付するだけのものではなく、「障害年金」や、「遺族年金」も付加されているということです。障害年金は重度の障害を負った際に給付されるもので、働けなくても一定の収入を確保することができます。遺族年金は死亡した人の家族が受け取れる年金のことで、障害年金と同様に収入の減少を補うことができます。

　つまり、年金は退職した人だけではなく、働く世代にとってもセーフティネットの一つとして機能しているのです。

お得な理由その2

　2つ目の理由は、年金を金融商品としてみたときに、なかなか優れた商品であるということです。国民年金を例にして具体的に説明します。

　2020年度の国民年金の保険料は、月額約16,500円、年額にすると約198,000円です。保険料は毎年度見直されますが、このまま変わらない

と仮定したとき、20歳から60歳まで年金を積み立てると、約7,920,000円を支払うことになります。

　一方で、受給する立場になると、月額約65,000円、年額にすると約780,000円を得られます。平均寿命まで生きたと仮定すると、男性には約12,480,000円、女性には約17,160,000円と、収めた金額よりだいぶ多く給付されます。

　2020年現在の銀行の普通預金、定期預金の年利がそれぞれ0.001〜0.02％、0.01〜0.05％程度であり、銀行に預けていても微々たる額しかお金は増えないことを考えると、年金はかなりお得だといえます（なお、この仮定は現行制度が継続し、平均寿命まで生きた場合のものなので、平均寿命よりだいぶ手前で亡くなったり、制度の変更があったりすると、受給額が支払額を下回ることがあります）。

　将来、受給開始年齢が先延ばしになったり、受給金額が下がる可能性は十分ありえます。また、年金だけでは生活が苦しいことがあるのも事実です。それでもここで説明した理由を踏まえると、年金がありがたい存在であると思えるのではないでしょうか。

　年金と聞くとネガティブなイメージをもっている人は少なくないと思いますが、これを機に僕たちの未来に大きくかかわる年金と向き合ってみませんか？

齋木　寛

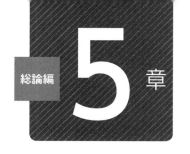

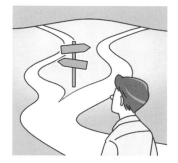

これからのキャリア戦略：
臨床、研究、教育、第4の道

園田　唯

　ここまで次のことを中心にお話ししてきました。
- 医師を取り巻く環境がとても複雑化してきていること
- 医師が取りうるキャリアの選択肢
- キャリア形成における基本となる判断軸
- 最初に直面するキャリア選択：研修病院選び

この章では初期研修（臨床研修）後について、もう少し具体的な形で考えていきたいと思います。

　初期研修後の進路は人によってさまざまです。専門とすると決めた診療科についてさらなる専門教育を受けるべく専攻医（後期研修医）になる人もいれば、研究の道に進む人もいると思います。その進路は大雑把に次のようにまとめられます。

初期研修後の進路

- 臨床
- 研究
- 教育
- その他（官公庁、企業、起業など）

　もちろんなかには自分の才能を生かして文筆業やタレント業に勤しむ人もいるとは思いますが、大別した上の4つのいずれかをめざすことになるのがほとんどです。どの選択肢も魅力的ですし、選んで明らかな間違いとなるということはありませんが、**おのおのに良い点と注意点が存在します**。そのいずれも踏まえながら、これからの医師はどういった形でキャリアパスを描いていくことになるのかについて推論していきたいと思います。

1. 時代の要請

◆ 臨床現場でみられる変化の芽吹き

　過去から今まで医療は時間とともに変化してきました。そして今も、一部の臨床現場では変化の波が訪れています。その代表例として次の2つがあげられます。

- オンライン診療
- セルフメディケーション

オンライン診療

　医療は原則として患者さんとの対面で行われるものですが、現在では定められた条件を満たせば「オンライン診療（遠隔診療）」が可能となっています。オンライン診療とは、対面していない離れた患

者さんの診療を、通信機器を用いて遠隔環境で行うといったもので
す。スマートフォンやタブレット機器を持っている人が大多数にの
ぼるという現代の背景や通信技術の進歩を受けて、オンライン診療
が普及する土壌はできあがってきています。

　オンライン診療が確立することによって、医師の偏在化や地方医
療の過疎化の解消に貢献できると考えられているだけでなく、医師
の業務時間の短縮や患者の待ち時間の短縮に貢献できると考えられ
ています。また、2020年現在、全世界を襲っている新型コロナウイ
ルス感染症（COVID-19）の感染拡大予防策としてもオンライン診療
は一役買っています。簡単に述べると、COVID-19の流行期に医療
機関を受診すると感染リスクが高いため、持病をもつ人や高齢者は
オンライン診療を用いて感染予防をしつつ診療してもらうといった
段取りです。これに加えて既感染者の経過観察や感染疑い者のトリ
アージを感染症専門医療機関の代わりに行う場合にも、オンライン
診療は有用であると考えられています。

　一方で、医療のクオリティが下がってしまう可能性や情報セキュ
リティの問題、患者側のITリテラシーの問題など、さらに改善が期
待される課題があることには注意が必要です。とはいえ、使い方次
第ではとても有効な一手となりうるため、対面診療を補完するもの
として今後は利用する場面が増えてくると予想されます。そのため、
特に若手の先生方はオンライン診療の今後の動向については注視し
ていくことをお勧めします。

セルフメディケーション

　セルフメディケーションとは「自分の健康に責任をもち、軽い身
体的不調であれば自分自身で対応する」ことです。要は、日々の健
康生活を心がけつつ、軽い疾病であれば医療機関を受診せずに薬局
で買える薬などでセルフコントロールしてしまおうということです。

世界的に推進されているこの考え方ですが、次のようなメリットが
考えられています。

- 受診の手間と時間が減る
- 医療費の削減により、困窮している医療経済への効果が期待できる
- 健康管理を習慣化でき疾病予防につながる
- 医療リテラシーが向上する

　スイッチOTC医薬品（要指導医薬品および一般用医薬品のうち、
医療用から転用された医薬品）を購入した場合に、その購入費用の
一部について所得控除を受けることができる税制（セルフメディケー
ション税制）が2017年1月1日から施行されており、セルフメディ
ケーションが普及するうえで重要な役割を果たしています。今後は
さらにこの制度が推進されていく可能性が高いため、国民全体の健
康管理という意味では、医師も一般診療とセルフメディケーション
の両立を意識していく必要があります。
　一方で、この制度においては「自分の状況にあった正しいOTC医
薬品を用いること」や「重症であれば適切なタイミングで受診に切
り替えること」といったような、いわゆる医療リテラシーの向上が
ポイントになります。そのためには、薬剤師などのメディカルスタッ
フと連携しながら、医師も患者教育に積極的に参加することが望ま
れます。

薬剤師のホンネ

医師と薬剤師の「協働」により、よりよい医療の創造へ

column

　最近、医療や介護に携わる方々と話をしていてよく耳にするのが「多職種連携」という言葉です。周知の通り、医療や介護にかかわるさまざまな職種が連携することを示す言葉ですが、"諸事情"によってまだまだ連携不足となっている面も否めません。あくまで私見ですが、連携不足の大きな要因は、相互理解や情報共有の不足にあると考えます。

在宅医療は連携のロールモデル !?

　医療分野における多職種連携で、中心的な役割を担うのは医師です。医師を司令塔とし、さまざまな医療従事者が各自の専門性を発揮し、よりよい医療を創造していくことは、特に超高齢社会を迎えたこの国において今後ますます必要になってきます。

　多職種連携を実現するうえで、医師と薬剤師のかかわり方（連携）は重要な因子の一つであると考えます。現状はどうかというと、例えば、各医療機関における日常業務のなかでも連携への機運が高まってきているのは事実[1] です。ただし、互いの専門的な業務に比重を置かざるをえない部分もあり、連携像がややぼやける感も否めません。

　医師と薬剤師の連携像がよりイメージしやすい事例としては、国が推進する在宅医療（地域包括ケア）があげられます。（賛否はありますが）医師の訪問診療時に薬剤師が同行し、その場や往診後のカンファレンスなどにおいて服薬方法や剤形（剤型）選択、残薬の確認・調整など、より安全で適切な薬物治療を実施するため、ときに看護師や介護従事者も

交えて情報・意見などを交換・共有する風景は、医療連携のモデルともいえます。在宅医療のほうがより明確に連携をイメージできるのは、同じ空間で同じ目的を共有するという相互理解が図れる環境が恒常的に存在するからではないでしょうか。

たかが痰切りというなれど……

　話は少しそれますが、薬剤師の仕事の一つに、患者さんが安全かつ適切に薬物療法を実施するための「服薬支援」があります（ここではあえて「指導」ではなく「支援」という言葉を使います）。

　医師からの処方に基づき、薬剤を調剤し患者さんに薬を交付する際、私自身が常に意識することは、その処方に込められた**医師の「メッセージ」は何か？**です。服薬支援を行う際、この「メッセージ」をいかに適切に伝えられるかが、非常に重要であると考えます。

　例えば、次のような一見すると「どこにでもあるような処方」がオーダーされたとします（ここでは、医療費や医療機関ごとの採用薬などの話はひとまず隅に寄せておいてください）。

```
Rp）　カルボシステイン錠 250mg　　　　6錠
　　　1回2錠　（1日6錠）
　　　・・・1日3回　朝・昼・夕食後　　7日分
```

　このような処方をみると（特に患者さんが高齢者の場合には）、個人的に至極感動を覚えます。お気づきかとは思いますが、この処方は通常「500mg錠を3錠/日」とするところ、**わざわざ"250mg錠"**を使って錠数を増やしているわけです。

　現在（2020年5月）、カルボシステイン500mg錠は後発メーカーも含めると10社弱から発売されていて、1社を除き、錠剤の直径（長径）は「15mm」以上です。この「大きさ（15mm）」は、嚥下機能に何らかの不安を抱える患者さんにとって、見た目以上に酷となることが想定されます[2]。また、カルボシステインが処方されるような病態を考えてみて

も、嚥下への配慮は少なからず必要です。

　話を服薬支援に戻します。やや極端かもしれませんが、この「6錠処方」の薬剤交付時における以下の2通りの伝え方を考えてみてください。

①「錠数が多くても治療のため、我慢して飲んでください」
②「処方医は飲み込みなどを考慮（心配）して、わざわざ小粒の錠剤で
　出されています（いると思われます）」

　①のように説明する薬剤師がいないことを祈りつつも、少なくとも①と②では、患者さんが受ける印象がまったく違うはずです。たとえ処方医が「この患者さんは高齢者だから……」などの理由で、ごく習慣的に「6錠処方」をオーダーしたのだとしても、患者さんに対してホスピタリティを示していることには変わりません。そして、その思いが伝わるかどうかで、患者さんのアドヒアランスが大きく変動する可能性があることを薬剤師はしっかりと考え、医師との相互理解に努める必要があるのです。

　本書では、若手医師や研修医のキャリアが主題となっていますが、医療機関の開業もその一つです。開業医の方の多くは「巷の評判」に対して注視されていて、経営を大きく左右する因子であることを理解されています。もちろん、医療機関の経営は、技術、設備、スタッフの人柄、立地条件などの基本的なステータスがあってこそではありますが、それでも「巷の評判」の影響は決して眇眇（びょうびょう）たるものではなく、特に地域に根ざした医療をめざす医療機関にとっては大きく影響を与えるものと考えます。

　先ほどの「6錠処方」に戻りますが、**「あの先生は"たかが痰切り"であっても自分のことを真摯に考えてくれる」**ということが、仮に数人の患者さんに伝わるだけでも「巷の評判」はかなり変わってくるはずです。もしかしたら、医師と薬剤師の相互理解は、患者さんの意識やアドヒアランス、はては医療機関の経営まで影響を及ぼす因子なのかもしれません。

普段の何気ない会話が「協働」の礎となる

　さて、私は数年前から現役の医師たちと医療情報（医療事典など）を作成するプロジェクトに参加しています。その「現場」では、普段着ている"制服"を脱ぎ、同じ空間で、医療情報の作成と、その先の未来（よりよい医療の創造）をともにめざします。

　このプロジェクトにおいても医師がチームの中心となりますが、薬剤師には、時に医師以上の薬学的知識や臨床現場での経験に基づく情報提供・意見などが求められます。

　先ほどはカルボシステインを**たかが痰切り**と表記しましたが、薬剤師の視点でみると、**たかが痰切り**とよぶには惜しいくらいの情報をもつ薬剤でもあります（ご承知の方には釈迦に説法かとは思いますが）。例えば、次のような情報も医師と共有していきます。

> ✓ 気道粘膜・中耳粘膜などの修復効果が期待できること[3]
> ✓ 滲出性中耳炎の排液については国内ではじめて適応（小児のみ）を有した経口剤であること[3]
> ✓ 先発品のドライシロップ剤（ムコダイン® ドライシロップ）はピーチ風味で小児の評判は往々にして上々であること
> ✓ 散剤（ドライシロップ剤など）をマクロライド系抗菌薬の散剤（一部を除く）と同時に服用すると、マクロライド系抗菌薬由来の苦味を感じやすくなること
> ✓ …

　たかが痰切り一つでも"このくらい"ですから、すべての薬剤情報を共有するためには、途方もないくらいのやりとりをくり返していくことになりますし、もちろんそれは薬剤情報だけにかぎりません。私たちの「現場」では、このような「やりとり」を絶えず行うことで医療情報の作成に役立て、その情報を医療・介護関係者や一般の生活者を問わず多くの人に発信・提供していくわけですが……。実はこれら「やりとり」の多くは、普段の何気ない会話のなかで飛び交うものであったりもします。その会話においては、薬剤情報の共有だけでなく、それぞれの職能、医療への姿勢、価値観などを共有（相互理解）することができます。

　ときどき、医療連携に対して「協働」という言葉が使われることがあ

りますが、単に協力して働くだけでなく、お互いを深く理解することまで含めた言葉であるように思います。そういった意味では、私たちの「現場」では「協働」に近いことが日常的に行われているのかもしれませんし、それは一つの医療連携モデルとよべるのかもしれません。

よりよい医療創造のために

　以前、ある人から「医療は誰のためにあるのか」と問われたことがあります。もちろん医療は患者さんのためにあることは確かです。でもそれだけではなく、医療にかかわるすべての人のためにあるのだと私は思います。もしも、医療にかかわる多くの人が今よりももっと、その意識や情報をお互いに共有することができたとしたら、現状では想像しえないような医療の実現も夢ではないのかもしれません。そして、その医療には、医療人としての充足や誇れるキャリア、真の意味での医療連携が存在するはずです。

　クスリはリスクとよくいわれますが、リスクとベネフィットは表裏一体ともよくいわれます。一医療人そして一薬剤師として、本書をお読みの若手の医師や研修医の方々が、クスリをベネフィットに変えることができる薬剤師と「協働」し、新しい医療連携モデルを創っていく明日が来ることを願っています。

中澤　巧

文献

1）「チーム医療推進のための基本的な考え方と実践的事例集」（厚生労働省）（https://www.mhlw.go.jp/stf/shingi/2r9852000001ehf7-att/2r9852000001ehgo.pdf）、2011
2）三浦宏子、苅安　誠：錠剤の大きさが虚弱高齢者の服薬に与える影響—服薬模擬調査による検討。日本老年医学会雑誌、44巻：627-633、2007
3）「ムコダイン錠250mg、錠500mg、DS50％、シロップ5％医薬品インタビューホーム 2017年6月改訂（第20版）」、杏林製薬社

◆ 現代の医学は情報戦？

　現代の医療は目まぐるしく変化しています。例えば自分の専門である呼吸器領域においても、抗がん剤の進歩は著しく、まさに日進月歩といった状態です。また、昨日までの正解が突如として翻るということも少なくなく、最新情報にキャッチアップすることは簡単ではありません。医師になったからもう安泰という時代はもはや期待できないと考えてよいと思います。

　個人の努力で最新論文を引っ張ってきて、常に自分をアップデートしていくという作業を容易にできる人はよいですが、忙しい臨床現場で日ごとそれを行うことを想像してみてください。引退するまで行わなければならないというのはちょっと不安を覚える部分がありますよね。その際にとても有効なのがICT（Information and Communication Technology）を用いた学習です。

　以前は、最先端で活躍される医師や有能な若手医師の考えや技術になかなか触れることはできませんでしたが、ICTの進歩とともにSNSなどで簡単に情報に触れることができるようになりました。もちろん彼らの情報を盲信することは避けるべきですが、最新の論文の状況を知る方法としてはとても有効だと思います。紹介されている論文を自分で読んでみて、学んだことをSNSの情報と比較することで論文の解釈のスキルが日々上昇していくのがわかります。しかし、間違った情報に飛びついてしまっては望ましくない方向に進んでしまうため、まずは自分の分野のトップランナーが誰なのかを知ることからはじめてみてください。

　医療は情報戦になりつつあります。ICTには大量の情報を瞬時に扱えるという長所があります。医学書を読むことはとても重要ですが、それと並行してICTを有効活用する術を忘れないようにしてください。

◆ 近未来の医療現場は機能集約化が避けられない

　医療崩壊がパワーワードになりつつあります。確かに、医療現場にいる多くの医療者は慢性的に疲弊しており、医療費は年々膨らみ続け逼迫した状況になっています。また、社会の高齢化が進む日本ではこの状況はさらに悪化していくと想定されています。日本では国民皆保険制度が敷かれており、国民の支払う医療費はかかった費用の1〜3割のみとし、残りには保険料や税金が投入されています。それでいて日本の医療レベルは非常に高く維持されており、とても安い料金で一流のものが手に入る状態となっています。もはやこの国民皆保険制度が維持できなくなる寸前であることは、医療者も非医療者も認識しておくべきことだと思います。現状は崩壊というよりは崩壊寸前という言葉が適切なのかもしれませんが、特に対策を講じることなく時を過ごせば今の医療体制が近いうちに崩壊するのは自明のことでしょう。

　医療現場の改善策として考えられているのが、「プライマリケアの強化」と「病院機能の集約化」です。住民近所のかかりつけ医が地域の医療を担いながら、高度な医療が必要となった場合には適切な病院を紹介するといった形です。地域のなかで同じ診療科領域の医師を一つの病院に集めることで、肺癌になったらこの病院へ、肺炎になったらあの病院へといった具合に医療機関の機能が専門化されていくことになります。専門医師の過労を防いで継続性をもたせるため、複数の病院に存在する医師を1ヵ所に集めて働きやすくさせるという狙いがあります。また、プライマリケアを担う医師は、患者の状況や主訴から疑わしい病気に当たりをつけ、専門病院に紹介するという、モデレーターのような役割を担うことになります。

　この機能集約化が進めば、医師が休暇を取りやすくなったり、急変対応時の人手が十分に取れたりとメリットが得られます。しかし、大げさにいえば、病院がどんどん専門特化していく代償として、病

院に行けばあらゆる病気を診ることができるスーパー医師がいるから安心という未来はもう描けなくなるかもしれません。**みなさんが自分のなりたい医師像を描くとき、この時代の流れも踏まえて考えなければならなくなる**でしょう。

2. 臨床

◆ 若手医師は売り手市場？

手術で頑張りたい人、化学療法を駆使してがん患者の治療に貢献したい人、慢性疾患に苦しむ人を長く診ていきたい人など、臨床現場には医師の思いもさまざまなものが込められています。多くの人が患者を救いたいと思って医学部の門を叩いたことでしょうから、大多数の人が臨床を選ぶのは頷けます。医療機関側からみても臨床医の確保は優先順位のトップにあげられるほど重要です。医師がいなければ医療は成り立たないので、特に若くて働くコンディションがそろっている人は、どの病院も欲しがる人材です。実は若手医師の諸君はまだ一人前ではないにしろ、未来ある一兵卒という立ち位置で、思っている以上に売り手市場であることは知っておいて損はないのです。

◆ 初期研修後に病院勤務がお勧め

また、なかには初期研修直後からいきなりクリニックに勤める人がいますが、この選択をする人はかなりの少数派と考えてよいでしょう。というのも、スーパーローテーションではせいぜい数週間しか同じ科で学べないので、初期研修のあとは自分の選んだ診療科の専門教育を受けることになります。正直、どんなに優秀な人でも、初期研修を受けただけで専門家レベルに達するのは簡単ではありません。専門教育を受けずして開業あるいはクリニックに勤める場合に

は、自力でも研鑽を積めるほど能力が高い人でなければ、医師としての専門的な知識とスキルを手に入れるのは困難です。よほどの強い気持ちがなければ初期研修後は病院勤務を選ぶほうが無難です。

◆ 専門医資格は取るべきか

　近年、「医局離れ」という言葉がいろいろな場面でいわれています。実際に、僕の同級生のうち、初期研修で自大学に残ったのは2割ほどでした。初期研修を終えて自大学に戻ったのは6、7割いるそうなので、決して低い数字ではないとは思いますが、ほとんどの医学生が大学に残っていた時代に比べるとだいぶ減ってきているのでしょう。

　新専門医制度により、大学へ戻る人の数は増え、入局者が増えるといった構図が想定されています（総論編2章参照）。さて、本当にそのような流れはできるのでしょうか。現場感覚として指摘できるのは、専門医取得そのものをあきらめる医師が出てきているという現状です。実際に僕の周りでもそういっている医師は結構います。

　はっきりいって、本来医師として必要なものは診療レベルなのであって、専門医の称号ではありません。ましてや今の専門医資格は、一度取得すれば更新のたびにテストがあるわけでもなく、キープするのが難しくないしくみになっているため、専門医資格そのものが今の実力を保証しているかはわかりません。もちろん僕の経験からも、取得にはかなりの努力が必要でしたので、資格を取得することの価値は高いと思います。しかし、資格のない実力者を侮ってはいけないでしょう。個人的な意見ですが、近い未来に資格重視から実力重視の流れがもっと強くなると思っています。仮にそんな未来が来なかったとしても、実力さえあれば資格がなくても患者さんを幸せにできます。

　この点から考えると、専門医取得のために入りたくもない医局に入ってしんどい思いをするくらいなら、専門医自体をあきらめると

いう考えもありだと思いませんか。みなさんには資格を取ることよりも自分に実力をつける道筋を優先してほしいと考えています。もちろん両方が重なる未来があればいうことなしですが、**現状は自分の実力の育成を優先するべき**だと思います。

3. 研究

研究を選択した人はほとんどが大学に入局することになります。臨床とは大きく異なる点です。なかには大学以外の民間企業やがんセンターなどの大きな施設で研究する人もいるかと思いますが、現状では大学よりもレアなパターンといえます。また、臨床しながら集めたデータで研究するという選択肢もありますが、患者さんの集まり方や研究のバックアップ体制などが整っていないと苦しい戦いになるので注意が必要です。研究の領域や研究の場、研究のやり方についてよくリサーチし、**自分のやりたいことと進もうとしている環境がマッチしているのかどうか**を真っ先に考えるべきです。

◆ まずはルールを知ることから

もし自分が研究に取り組むとしたら、まず研究の基本を知ることからはじめます。「研究とは何か？」「どんな研究があるのか？」「どんな研究デザインがあるのか？」「どんなセッティングで行われているのか？」などを押さえておきます。それに加えて自分の興味がどの領域にあって、どんな仮説をもっているのかを把握するように努めます。

また、得られた結果の測定方法や統計解析について知っておくことも大切です。僕がかつて在籍していた静岡県立静岡がんセンターでは、統計の専門家が数人いました。みなさんとても気さくで、無知な自分の質問に笑顔で答えてくれたので「この論文のここはどう

解釈したらよいのか？」「こういった研究をしてみたいがどんなデザインで考えてみたらよいか？」などと恥ずかしげもなく質問したことを覚えています。はじめは自分がいかに無知であるのかを思い知るばかりでしたが、だんだんと彼らと会話ができるようになっていく実感は、単純な僕を刺激していきました。今ではとても実りの多かった時間だったと感じています。研究と統計のスキルは先輩から教わったり独学で学んだりするパターンが多いと思いますが、個人的には統計の専門家がいる施設は研究をするうえでとても大きな価値があると思っています。

　当たり前のことですが、野球をするのに野球のルールを知らずしてはじめることはできません。まずはルールを押さえてから自分の研究すべき環境選びがはじまるのです。

◆ 留学はしたほうがよい？ 留学のメリットとデメリット

　留学に関しては憧れをもつ人も少なくないと思います（留学のメリットとデメリットは総論編2章参照）。自分は父が研究者であったことから幼少期にフランスで過ごした経験がありますが、留学については全く選択肢にあがりませんでした。海外を旅することはとても好きなのですが、医師人生の一部を海外で過ごすことがイメージできなかったのです。そんな僕ですら友人が留学すると聞くと、なんだか羨ましいなと思うことがあります。つくづく人間とは矛盾した生き物ですね。

　しかし留学の本来の目的は外国に行くことではないはずです。何かの目的をもって留学するわけで、やりたいことがないのになんとなく留学するのであれば観光と変わりません。長期間の観光と割り切って過ごすのも一つの生き方ですが、個人的には医師としての成長期に目的もなく時間を過ごすのは少々もったいなく感じます。せっかく留学するのであれば、ここでこれをやりたいという目的をもって行ったほうがやりがいも大きいことでしょう。

◆ 臨床しながら研究する道

　臨床研究というものがあります。臨床の現場で得られるデータを
もとに仮説を検証していく手法です。これには治験や臨床試験が含
まれますが、臨床現場にいながらにして研究ができるというのが大
きな特徴です。

　臨床研究と聞くと、あまり研究者気質ではない人がなんとなく学
位を取るためにやっているものと思う人もいるかもしれません。し
かし、僕はむしろ臨床研究のほうが基礎研究よりも意義のあるデー
タを出すのが難しいかもしれないと感じています。というのも、あ
まりにバイアスが生じやすい状況なので、研究のデザインやセッティ
ング、解析などに細心の注意を払う必要があるからです。臨床研究
をする場合には統計の専門家とディスカッションしながら進めてい
くことが望ましいと思います。一方で、より臨床現場に即している
ものであるので、よいデータが出た場合には、そのデータの価値は
高いものになるポテンシャルを秘めています。臨床への情熱が高い
人はぜひチャレンジしてみてください。

4. 教育

　どんな分野でも教育はとても大事です。後輩たちは次の世代を担
うキーパーソンですので、教育が疎かになる分野は早晩廃れていく
といっても過言ではありません。この教育に熱心に取り組む医師は、
とても重要な役割を果たしています。

◆ 後輩の育成は自分の育成

　医師人生のなかで多くの先輩が僕に手ほどきをしてくれました。
困ったときに手を差し伸べてもらうと、落ち着きを取り戻すことが
できてありがたかったですし、学びが多いものでした。顔の厚い僕

はよくニッチな質問や教科書レベルの質問をしてしまっていました。何人もの上級医に同じようなことをしてしまってお恥ずかしいかぎりなのですが、みなさん温かく答えてくれました。少し成長したときに、自分の程度の低さを反省したのですが、そのことを当の先輩に伝えると、「純粋な質問はされる側の勉強にもなるのです。答えるたびに自分のなかで論点整理されていくのを感じているんですよ」と言ってくれました。それを聞いた僕はなんて優しい先輩をもてたのだと嬉しくなったものです。

　時が経ち、自分が後輩を指導する立場になってみると、先輩の言葉をもっと噛みしめることができるようになりました。いざ質問を受けるようになると、どんなに基礎的な質問でも完璧に答えるのは難しいものです。また、何かを伝えようとしても、自分のなかできちんと理解して整理できていないと上手に伝えきることができません。確かにピュアな質問は、される側にとってもありがたいものなんだなと実感できたのです。それと同時に、上手に答えていた諸先生方への尊敬の念はさらに深まったというわけです。

　また、後輩への接し方も大事なポイントです。先輩が背中を見せてあげるというのは格好よいですが、先輩の失敗した話をしてあげるというのも、とても重要な育成だと思います。どうしても後輩の前ではええかっこしいになってしまいますが、育成という観点では、後輩は先輩のスベった姿も大きな成長材料になります。なるほどこういう落とし穴があるんだなと心構えができるのです。他方、自分の弱みをちゃんとさらけ出せるという経験は、自分の人間としての幅を広げてくれるはずなので、決して悪いことばかりではありません。先輩も後輩もかかわりのなかで成長できるような関係は大事にしていきたいですね。

◆ 未来の医師を育てることは未来の医療を育てること

　とはいえ、自分の仕事が忙しくなると、焦燥感や不安を覚え、ど

うしても余裕がなくなります。そんなときに後輩の指導をするなんて、とてもそんな気持ちになれないという人もいるでしょう。僕はそういう精神的に余裕がないときも後輩の育成には力を割くべきだと考えています。やってみると案外わかるのですが、後輩を指導しているうちに信頼関係による安心感が生まれたり、気分が紛れたりするものです。まさに指導する側もプラスの影響を受けていると実感する瞬間です。

　医療の知識や経験そして技術も、時間とともに引き継がれ、積み上げられていくものです。多くの医師が試行錯誤しながら、今の医療は築き上げられてきました。いわば先輩方からのたすきリレーで今が成り立っているのですから、未来へとそれをつないでいく必要があります。それは現場における教育でも、書籍としての知識伝承でも、研究会という有志の場でもさまざまな形を取ることができますので、**自分に合ったスタイルで後輩に伝えていってほしい**と願っています。僕らの子どもや孫の時代の医療をよりよいものにしていきましょう。

企業で働く医師のホンネ

教育現場は大学以外にも
たくさんある

　医学教育というと大学を想像しがちです。しかし、この章で述べてきたことを振り返るとわかる通り、教育の現場は大学以外でも行われています。例えば研修医教育はほとんどの病院で行われていますし、もっと広い視野でみれば患者さんやメディカルスタッフの教育はほとんどの臨床現場で行われています。どれもがとても大切ですので、みなさんはそのなかのどれをどこで担おうかを考えてみるようにしてください。

　また、医学生の教育については大学で行われていますが、これについても早晩変わってくると思っています。というのも、医学部以外の学生は企業でインターンを行うのが主流になってきています。インターンはバイトをしながら企業のことやプロジェクト周辺の知識を学ぶことができるという利点があります。同じことが医学生でも起こって不思議ではないので、近い将来、病院や企業でインターンとして働く医学生が主流になってくるかもしれません。実は僕のかかわっているメドレー社では3人の医学生をインターンとして雇った実績があります。3人とも会社に貢献してくれましたし、学生なりに学びも少なくなかったと思うので、システムとしてよかったなと実感しています。おそらく医学生をインターンとして雇う会社は今後増えてくるのではないでしょうか。

園田　唯

5. 第4の道

　現代の医者の働き方は多様です。最近は「臨床」「研究」「教育」以外の道を進む医師が自分の周りでも増えてきています（総論編2章参照）。

◆ 臨床現場の外から医療をよくする取り組み

　僕は臨床現場を離れてメドレー社に行くときには断腸の思いがありました。「やるべきことをやりに行くならよい選択だよ」と言ってくれる人もいましたが、臨床をやりたくて再受験までして医学部に行ったのに、現場から逃げているような気がして、とても複雑な気持ちでした。しかし、いろいろと悩んだ末に「臨床現場をよくしていくのは、現場の外からの力も必要である」と考えて、現場を飛び出しました（総論編1章参照）。

　臨床現場ではイレギュラーなことが起こりますし、事務作業などを入れると日々が本当に忙しく過ぎていきます。一方で、語弊を恐れずにいうと、臨床現場には課題も少なくなかったように感じます。自分の経験したかぎりでも、もう少し効率的に動いたほうがよいと思った場面もありましたし、経験則だけでなくもう少し多方向からの知識を踏まえて議論したほうがよいと思った場面もありました。しかし、現場のなかから改善を行っていくのはなかなか難しいもので、人間関係や多忙などが原因ネックとなり、どうしても自浄的なメスは入りにくいのかなと感じたのです。

　現場には頑張っている人たちがたくさんいますし、自分の病気に困っている患者さんたちがいます。一方で、責任感や使命感をもっている人たちが疲弊する姿をみて、継続性に不安を覚えていました。だからこそ、現場の外の有用なマインドセットを取り入れたり、患者との間にあるギャップを埋めたりしたいと考えています。

　具体的には次のようなことになります。

- ビジネスマン的な合理的な考え方を取り入れる
- ITをうまく利用して作業を効率化する
- 患者の医療リテラシーを向上させる

　僕個人としてはいまだ力不足で大したことはできていませんが、こうした流れに賛同する医師が少しでも増えてくれれば現場も変わってくるのかなと思っています。医師にも働き方改革のメスが入っていますし、オンとオフを切り替えた働き方をめざすのであれば現場改革は避けられない流れになってきていると考えています。

◆ 医療の枠組みやルールを決める役も

　医療には少なからずルールがあります。それには医療機関単位のルールもあれば、自治体や国単位のルールもあります。そこを最も大きな形で取りまとめているのが厚生労働省です。多くの専門家を集めてさまざまな議論をくり返してルールを決めていくわけですが、その主導や調停をしたり、国民への予防や健康の啓蒙などを行ったりと、厚生労働省における仕事は多様です。

　いうまでもなく省庁はお役所なので、公務員が働く場所です。しかし、医学部を出ていない公務員は医療のスペシャリストではありません。だからこそ、医師が厚生労働省で働くことには価値があります。最近、僕の周りでも厚生労働省に入省する医師が増えていますし、医師の働き方の大きな選択肢の一つといえます。

◆ 臨床の疲弊から逃げるのも長期的には大事な一手

　臨床の外に出ることは前向きな選択肢であると語りましたが、場合によっては臨床現場から逃げることも大切です。少々矛盾していることをいっているようにみえますが、逃げるというよりは「医療

をよくしたいから臨床を離れる人」も「継続できないから臨床を離れる人」も、どちらも理にかなっているということをお伝えしたいのです。

　ずるい見方をすれば、僕らの医師免許は診療をしなくなっても剥奪されるものではありません。復帰時には相応の努力は必要ですが、何らかの理由で臨床を継続できなくなった人は少し違う道を選んでみるとよいかもしれません。そこで自分のやりたいことを見つけることができるかもしれませんし、現場の外からの視点をもつことでかえって臨床のよさを発見できるかもしれません。「やりたいこと」、「やれること」、「やるべきこと」のバランスをとりながら自分のあり方を見据えていくようにしてください。

6.「0か1か」ではなくグラデーションで考える

　選択肢が増えるのはとてもありがたいことですが、同時に悩みも増えてきます。しかし、自分にとってどの選択肢が向いているのかは、実際にやってみないとなかなかわからないものです。臨床が向いている人もいれば、研究に向いている人もいますし、起業が向いている人もいます。そして、考え方のうつろいや人生のタイミングでいろいろと変化していきます。

　一般的に1日の3分の1ほどは勤労するわけで、働き方は人生のなかでもとても大きな選択であり、慎重な判断が必要です。自分に向いていない仕事ややっていて楽しくない仕事を続けることは、とてもしんどいですし、続きません。どうやったらミスが少ない選択ができるか考えていきましょう。あまり安売りせず、慌てて飛びつかず、これから自分の医師としての能力をどうやって高めていくかをじっくり考えてみてください。仲のよい先輩に誘われて、なんだか認められた感じが嬉しくてつい決めてしまったみたいなことはよく

あることですが、悩ましい時期であっても衝動的な判断をせずに、「ハートは熱く頭はクールに」です。

◆「0か1か」で考えると視野が狭くなる

　僕は研修医だった頃、天職と巡り合えたと嬉しくなっていました。それほど臨床が楽しかったですし、やりがいを感じていたのだと思います。しかし、今となって振り返ると少し視野が狭かったなと感じています。

　今が幸せと感じるのはとてもありがたいことですが、固定観念に縛られず他の何かに出合うことで、もっと違う幸せが訪れるかもしれません。つまり、僕が臨床現場で喜びを感じていたのは事実ですが、それと同じくらい医療事典MEDLEYの仕事に対しても楽しさややりがいを感じているのです。僕はたまたまご縁があって、自分のやりがいを感じる仕事に巡り合うことができましたが、自分で自分の選択肢を決めつけていたらどうなっていたかわかりません。

　つまり、「自分はこの仕事が向いている」と決めつけるのは、自分の可能性を狭めている可能性があるということです。若手の医師のみなさんはいろいろな仕事を経験してみてください。ものごとは経験してみないとよくわかりません。

　また、最近は研究をしながら臨床をしたり、臨床をしながら企業に勤めるというやり方も可能になってきています。実際、メドレー社では自分を含めて多くの医師が勤務していますが、そのほとんどが専従ではありません。おのおのが臨床や研究をやりながらメドレー社にも勤めています。今後はこうした柔軟な働き方も選択肢の一つとなってくると思いますし、ぜひ白か黒かで考えずに、グラデーションで考えるように心がけてください。

◆ 途中で進路変更はもちろん可能

　自分の向いている働き方を一生懸命探して、これと決めたけれどもだんだん違和感を覚えてくるということもあると思います。最初のジャッジが間違っていたのかもしれませんし、時とともに環境が変わってきたのかもしれません。そんなときは状況の整理をしてみてください。自分は何をやりたいのかや何について違和感を覚えているのかがみえてくると、その後の行動がとりやすくなります。

　例えば、修正可能な問題があるのであればそれを修正して勤務継続することができますし、修正不可能なのであればいったん離れてみるという判断になるかもしれません。

　進路変更は途中でも可能です。勇気と決断があればどんな道でも進むことができるはずです。ただし一般論として、雇用者側からみたら教育コストの高い人と成長の見込みが乏しい人は採用しにくいという事実は忘れないでくださいね。ぜひ、柔軟性と広い視野をもつようにして、固定観念にこだわりすぎないように努めてください。

　以前の生涯雇用的な発想から脱却する変化が訪れている今だからこそ、医師免許という強力な資格と転職のメリットを生かして、自分なりのキャリア戦略を確立しましょう。

企業で働く医師のホンネ

医師が副業をしても
よいのか？

　昨今、働き方改革が叫ばれていますが、時流に乗って副業を許可する企業が増えています。医師の世界では以前から「俺は明日は外勤だ」と言う人や「今日は寝当直しに行くから飲み会行けないや」と言う人などが多く見かけられました。要は自分の所属する病院以外でも働きに出ているパターンは多いということです。果たしてこれは副業に当たるのでしょうか。

そもそも副業ってなんだ

　一般的に副業とは「本業以外で収入を得ている仕事」と理解されていますが、明確な定義はない状態です。持ち株の配当や不動産収入が入る人を考えてみてください。これらの人は本業以外で収入を得ている状態ですが、何も労働しなくてもこれらの収入が入ってきているのです。羨ましいなと思うかもしれませんが、この人が副業をしているかといわれるとちょっと違うかなと思う人も少なくないと思います。

　ここ数年特に有名になったホストで「俺か俺以外か」というセリフを残した人をご存じかもしれません。最初に彼をみたときに僕はまた胡散臭いのが出てきたなあと思ったのを覚えています。しかし、彼のふるまいやコメントに触れていくうちに地頭のよさを感じはじめ、こういう考え方があってもいいんじゃないかなと思うようになりました。なぜ自分の感じ方が変わったのかははっきりとはわかりませんが、彼の言動からとてつもないプロ意識が感じられるからかもしれません。

　どの世界にもプロがいて、そのなかでも一流に位置する人がいます。

努力して一流として存在している人たちに対して、ジャンルが違えども
リスペクトの念が生まれるのは自然のことでしょう。僕たち医師は医業
のプロです。「僕は医者ですから」といつなんどきであってもキリッとし
ているのは難しいですが、プロとして立ちふるまうべきときはプロとし
てあるべきと思っています。

　そういう意味では医師にとって副業を定義するときのラインは「医業
かそれ以外か」と考えるとスッキリすると思っています。

医師が副業しやすいもの

　いざみなさんが副業をしたいと思ったとき、何ができるか、あるいは
何をやりたいかを即座にいえる人はどのくらいいるでしょうか。おそら
く明確に副業をイメージしながら医業をやっている人はほとんどいない
ことでしょう。僕が経験したり見たりしてきたなかで、わりと医師がとっ
つきやすい副業は次のものになると思います。

【医師が副業としやすいもの】
- 医学書の執筆
- 講演
- 情報発信
- 企業やマスコミへのアドバイザー
- 起業

　僕も医学書の執筆をしたことがありますし、メドレー社で医学情報発
信を行っています。この経験は自分の知識の整理や学びになるばかりで
なく、日本語を磨く経験にもなるのでオススメです。「教えることは何よ
りの学び」とよくいわれていますが、文面で伝え切ることは対面で伝え
るよりもはるかに難しいので、なおのこと重要であると思っています。

　また、企業とかかわることや自分で起業することはビジネス視点なし
には行えません。傾向として、医師はビジネスのしくみの理解に弱いで
す。実際に僕もそうでしたし、今でもビジネス玄人ではありませんが、

多少学んだことによってものの見え方が変わったのを実感しています。

　それでも「医師にビジネス目線なんかいらん」と思っているあなた。あなたの給料はどこから出てきているのでしょう。医療機関では職員に給料を払うために、お金を稼いで損益管理しているわけです。医療はお金じゃないと断言してしまうのは、頭が固いといわざるをえないでしょう。

　開業する場合はもちろん、もし医療機関の上のほうに昇進していくのであれば、損益計算書（PL）と貸借対照表（BS）くらいは知っておかないと後々苦労するのは明白です。「開業しない」あるいは「出世はしない」と若手のうちから言い切れる人はそうそういないと思います。だとしたら、ビジネス目線が必要じゃない医師などほとんどいないということになるでしょう。さまざまなところに副業の副産物があるのです。

副業のメリット

　副業のメリットをもう少し深く考えてみましょう。メリットがあるからこそ副業を推奨する企業もあるくらいですし、直感で考えても、違う仕事を経験することで今までにない新たな知識や判断軸を身につけられることは想像できます。医師の副業に関連するメリットには次のようなものが考えられます。

【副業でプラスになると考えられるものの例】
- 医業以外の知識の獲得
- 新たな判断軸の獲得
- 自分の知識の整理
- 職場への経験の還元
- 人脈の獲得
- 収入増
- リフレッシュ

　昨今「○○ × △△」という考え方がはやっています。例えば、メドレー社では「医療×IT」で医療界の効率化や新たな価値の創造をめざし

ています。別にこれがすごいというわけではないですし、絶対的なものの見方であるというわけでもないですが、一つの考え方としてみなさんに知っておいてほしいものです。というのも、患者さんによくなってほしいと願う医師であればこそ、医業一辺倒でなく他の切り口も参考にしてみるとよいからです。副業の経験は困ったときに生きてきたりするのです。

　また、副業をすると確定申告をする必要が出てきます。これはたいへん面倒くさい作業ではありますが、お金の流れを知るうえでとても勉強になります。多くの医師は「給与」や「課税所得」や「可処分所得」といった言葉が何を指しているのか知らないと思います。税金について勉強することは決して損はありません（p.236 給料ってなんだ？参照）。

副業のデメリット

　一方で、副業を行ううえでデメリットも考えられます。次のことには注意が必要です。

【副業によってマイナスとなると考えられるものの例】
- 過労による集中力低下
- 過労による健康障害
- 自分や家族との時間の減少
- 企業秘密情報の管理の問題
- 納税の煩雑化（確定申告が必要になる）

そもそも副業をしてはいけない人がいるので要注意

　ご存じの人もいるかもしれませんが、公務員は副業できません。国家公務員法や地方公務員法によって副業がはっきりと禁止されているため、身分が公務員扱いとなる医師は副業できません。つまり、公立病院に勤めている人は副業ができない可能性が高いということです。とはいえ、もしかしたら業務委託のような形の契約をされている可能性もありますし、地域貢献のために行う業務に関しては公務員の立場でも認められること

があります。病院によってはバイトを院内公募することもありますので、自分がどの立場に当たるのか、どういったことができるのか、一度確認するとよいでしょう。

副業をするならメリットをはっきりと確認しておきたい

　副業についていろいろと述べてきましたが、医師が副業する際に最も気にしたほうがよいポイントは「副業で何を得られるのか」や「副業で何を得たいのか」を意識することだと思います。その観点から考えて、副業可能なものから想定されるデメリットを潰していくような流れで考えることをお勧めします。

　逆に、副業で想定されるデメリットの小さいものからメリットの大きいものを考えていくやり方もありますが、個人的にはあまりお勧めしません。というのも、やりたいという思いがあるほうが楽しいし、継続できるからです。あまり気の進まない副業をするくらいなら、遊んだり寝たりするほうが断然有意義だと思います。

　本業が疎かになるほど副業にのめり込んでしまうのでは本末転倒ですが、やれる範囲で副業を頑張ることはメリットも多いものです。自分の健康や気力に注意をすることは最低限守りつつ、チャンスがあれば副業をやってみることをお勧めします。自分の選択肢が広がる可能性がありますし、本業にも生きてくることが期待できます。

　今の仕事に惰性や飽きを感じたときは副業を考えるタイミングかもしれません。自分のやりたいことが副業と重なってみえた人は、一度チャレンジしてみてはいかがでしょうか。

園田　唯

医師転職支援サービスの
メリットとデメリット

　医師転職支援サービスは転職を希望する多くの医師に利用されるようになりました。私自身も医師転職支援サービスを利用したことがあり、満足できる転職を果たしました。しかし、**サービスを利用せずに直接応募したほうが、医師や医療機関の双方にとって好都合となる**こともあります。

医師転職支援サービスのメリットについて

　忙しい医師が転職したいと思っても、転職活動の時間を確保するのは容易ではありません。このような人には、転職に必要な手続きを代行してくれる医師転職支援サービスが有用です。医師転職支援サービスを利用する主なメリットをあげます。

【医師転職支援サービスの主なメリット】

- 公表されていない求人が見つかる
- 見学や面接の日程調整をしてくれる
- 給料や勤務に関する煩わしい交渉をしてくれる

　お金がかかるのではないかと心配になる人もいると思いますが、多くのサービスではマッチングが成立してから医療機関側が手数料を負担することになっていて、医師は支払いをしなくて済むことがほとんどです。

どれだけのコストを医療機関が支払っているのか

　とはいえ、求人をする医療機関が医師を採用するときに支払う手数

がどのくらいなのか知っておくと、医療機関の採用担当者の心理を理解するのに役立ちます。

　医療機関が紹介業者に支払う手数料の相場は、年収の約20％といわれています。例えば、常勤医師を年収1,000万円でマッチングしたら、200万円（1,000万円×0.20）を支払うといった具合です。ただし、一定期間（多くが半年）退職せずに勤務し続けることが条件となっていることが多いです。

　医療機関にとって、この手数料が大きな負担となっています。

直接応募の医師のほうが医療機関としては好ましいことも

　私の今までの経験からすると、医師転職支援サービスから紹介された医師よりも、直接応募した医師のほうが医療機関の採用担当者から好まれる気がしています。手数料がかからないという理由だけではなく、その病院を自ら指名して応募しているので、就職したいという熱意が伝わりやすいことが一因であると考えられます。

　なかには交渉上手な医師がいて、直接応募することで浮いた手数料の金額を給与に上乗せさせた例もあります。転職を希望する医療機関がすでに見つかっているならば、紹介業者に頼まずに医療機関に直接応募したほうが、医療機関と医師の双方が好都合となることがあります。

手数料をとらないサービスもある：ドクターバンク

　高額な仲介手数料が医療機関の負担となっていることが問題視されています。このため、医師からも医療機関側からも手数料を取らないシステム（いわゆるドクターバンク）が、自治体や地域の医師会によって構築されはじめています。就職を希望する地域にドクターバンクがあるかどうか調べてみると、よい転職につながるかもしれません。

清水貴徳

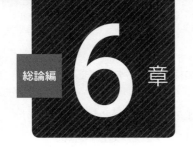

女性医師の
キャリアの考え方

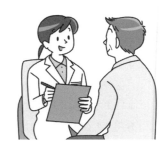

木村奈津子

「内科なら循環器内科か血液内科……循環器ならカテーテル、血液
内科なら移植がやりたい……どちらも大変だな……結婚・出産と両
立……あぁできる気がしない……子どもは無理かな……」

　初期研修後、内科をもっと学びたいと選んだ後期研修の総合診療
科。主治医という重責を感じながらも患者さんやご家族と喜びや悲
しみを分かち合い、たくさんの先輩医師やメディカルスタッフ、そ
して同期に支えられ充実した2年間でした。内科を続けたいと思い
つつ、仕事と家庭の両立像がみえず、進路に悩む私の心には上記の
ような思いが渦巻いていました。
　同じように医学生や研修医のみなさんはキャリアの岐路やライフ
ステージの変化で、これから悩むことと思います。そのときに多く
の情報を知っていることは人生の選択肢の幅を広げる助けになりま
す。ここでは、育児をしながら働くための支援制度を知り、やりが
いをもって働く方法や、現状の問題点や今後に期待したい社会の形
などについても考えてみたいと思います。

1. 世界中の女性医師が抱く悩みとは？

　医師は仕事量が多く、ライフキャリアの両立には悩みがちです。さらに女性には「子どもを産む」選択肢があります。現状の日本では、「産む」だけでなくその後の「育てる」部分も女性が担う役割が大きく、子どもをもつかどうかを含め多くの女性医師が悩みます。

　医師として働きだしてキャリアを積みたい時期は出産適齢期に重なります。女子医学生と女性勤務医へのアンケート調査では、家事と仕事の両立が悩みのトップでした（**図1**）[1]。米国の女性医師たちも同様に家庭と仕事の両立に悩んでいます[2]。ここでは仕事を続けるための適切な出産時期を考えてみます。

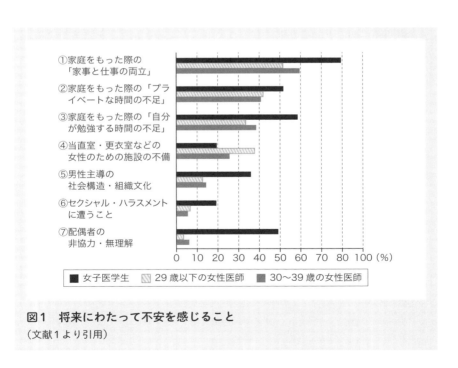

図1　将来にわたって不安を感じること
（文献1より引用）

2. 両立させるためには、出産時期はいつが最適か？

　最適な出産時期は年齢や環境で変わり、一つの正解はありません。キャリアだけに注目すると、女性医師の37％が入局する科を選択し、ある程度自信がついた時期が望ましいと考えています[3]。しかし悩ましいことに、新臨床研修制度（2004年4月からスタート）、新専門医制度によって「自信がつく」時期はどんどん遅くなっています。

　2018年4月からの新専門医制度では、初期研修後に専攻医として3～5年間の複数病院での専門研修が必要となりました。専門医取得には学会や講習会参加、学会発表、論文発表が必須になり、子育てをしながらの取得のハードルは上がっているのが実情です。医師として働くには医師免許証と臨床研修修了証さえあれば可能ですが、専門医があると転職などに有利なので取得をめざしたいところです。

　医学生、研修医、専攻医では生物学的に妊娠・出産しやすいものの、キャリアを積みにくい可能性があります。一方、専門医後では診療や手技への自信や、裁量権の多さから産み育てやすい環境が得やすいものの、妊娠・出産がハイリスクになりがちです。大学院在学中を出産時期として選択する女性医師も多くいます。臨床現場にいるよりは時間の融通は効きやすい反面、妊娠経過に問題があれば研究を急に中断せざるをえません。

　最適な出産時期は人によって異なりますが、妊娠は希望したときにできるとはかぎらず、**子どもをもちたい希望がある人はキャリアよりも年齢を優先して出産時期を決めることがお勧め**です。遅めの出産を希望する人は低用量ピルでbirth controlするのも手です。予想外の妊娠でのキャリア中断や不妊の原因の一つとなる子宮内膜症のリスクの低減、月経トラブルの軽減ができます。

女性医師のホンネ

女性医師のキャリア形成と 結婚・出産

　医学部に進学し、国家試験をパスして、やっと医師になれるのは最速でも24歳。さらに2年間の臨床研修を終える頃には26歳になっています。つまり、浪人も留年もせずにストレートで来られた場合であっても、医師として少しずつ貢献できるようになったと実感する頃には20代後半になっています。

　それから専攻する診療科を決め、医師として自分のキャリアを磨いていくことになりますが、20代後半といえば女性として結婚、そして子どもをもつことを考える年齢ではないでしょうか。特に女性はこの思いを痛感することも多いはずですし、医師としての自分のスキルアップに没頭するとあっという間に時間が過ぎていくので要注意です。こんな「多くの女性医師が直面する葛藤」にどう向き合うとよいのか、自分の経験を振り返りつつ考えてみたいと思います。

　私は地元九州の国立大学を卒業し、北海道の市中病院で2年間の臨床研修を過ごした後に、九州に戻り母校の放射線科に入局しました。幸い浪人・留年はしていないので、26歳で医師3年目、放射線科医としてのキャリアをスタートさせたことになります。しばらくは関連病院を半年～1年おきに異動し、32歳で放射線科診断専門医を取得しました。医学部入学から専門医取得まで最短で来られて32歳ですので、多少責任のとれるポジションに来たときには女性としての年齢としてドキッとするものがあります。

女性医師が仕事に並行して結婚そして出産を考える場合の難しさは、**仕事でのキャリア形成期と出産適齢期がほぼ一致していることにある**と思います。出産を考える場合、30代・40代より20代のほうが妊娠しやすく、また周産期トラブルも少ないのは先生方には釈迦に説法でしょう。要は医師として重要な修業期間は妊娠・出産にベストなタイミングでもあるのです。子どもをもちたいと思うとき、女性は男性と違い自分で産むことになります。医師としてのキャリアを形成しつつも妊娠・出産のタイミングを逃さないのはなかなか難しいと感じています。

　私は良縁があって、プライベートでは31歳で今の主人と結婚しました。もちろんのことですが、結婚や出産は自分がしたいときにすぐできるものではなく、運や縁、相手の意向など、自分の意思ではどうにもならない要素も絡んできます。器量のよい人ほど早く結婚するわけではないはずです。縁とは偶然に近いものなので、構造はシンプルではありません。

後悔を少なくするために

　20代で素敵な人と出会い子どもをもつチャンスがあったのに、仕事を優先させた人がいるとします。仕事に専念した20代の数年間は30代・40代になったときの数年間よりも、妊娠しやすかったはずです。いざ妊娠を希望したときに思うようにいかなかった場合、仕事を優先させた過去の数年を本当に後悔しないか、よく考えて決断してほしいと思います。もちろん人の気持ちは移り変わるものですが、ちゃんと考えたうえでの選択は後悔を小さくしてくれます。

　いつ運命の人と出会い、どのタイミングで結婚し、いつ妊娠・出産をするかは自分ですべてを決められるわけではありませんが、自分の理想とする将来のために今の自分にできることが何もないというわけではありません。個々の事情が違うので一概にはいえませんが、パートナーがいない人であれば出会いの機会を増やす、結婚はしたが子どもは専門医取得後にと考えている人であればせめて婦人科検診は受けておく、など、

自分の思い描く将来のために今できることはあるはずです。

　医師として充実した日々を過ごしていると月日が経つのはあっという間です。特に出産に関してはいくら生殖医療の発達した現代とはいえ年齢を考えるとシビアなものがあります。私も妊娠・出産と向き合わざるをえない年齢になりました。子どもの頃は自分も大人になったらいずれ結婚して子どもをもつのだろうと漠然と考えていましたが、医師8年目、30歳を過ぎ仕事とプライベートの両立の難しさに直面しています。これからは女性医師として、また女性として生きていくうえでの葛藤にきちんと向き合い、よく考えたうえでやれることはやって後悔の少ない人生を歩んでいきたいと考えています。

　不確定要素の多い結婚・出産を、医師として学ぶべきことが多い時期にいかに組み込むか、という命題に正解はないと思います。女性医師は医師になった時点でこの命題を背負っているわけで、なんとなく日々を過ごして先送りにしないようにしたいものです。

小田原裕子

3. 仕事を続けるための制度について知っておこう

　女性医師の増加を背景に、出産後も働き続けるための制度が整備されつつあります。女性勤務医のアンケートでは、仕事と家庭生活を両立させるための環境や規則の整備がされている、職場環境が育児に協力的と答えた人の割合は、2008年の3割から2016年の5割に増えています[3]。

　ここでは仕事を続けるための現在の支援体制について説明します。病院ごとに利用できる制度の内容が少しずつ異なります。**挙児希望の人は入職前に利用可能な制度を確認しておくことや、上司にあらかじめ伝えておくことも重要**です。

◆ 勤務時間調整にはどのようなものがあるの？： 短時間勤務や当直免除

　勤務時間の軽減は85％以上の女性医師が必要と考えています[3]。勤務時間の短縮や勤務日数の軽減に加えて、当直や日直、時間外勤務の免除があわせて行われています。

　短時間勤務制度は、育児・介護休業法によると子どもが3歳になるまで勤務時間の短縮などを利用できます。法律上は1日6時間以上、週に3日以上働く非常勤にも適用されます。短時間勤務制度を利用している医師は、週4日、1日6～7時間働く女性医師が最多です。施設によっては法律で定められた3歳を超えても利用できます。

　認可保育所の入園には正規雇用や勤務日数などが条件になりますので、自治体の規定を確認しておきましょう。短時間勤務（時短勤務）の医師と通常勤務医師の間の仕事量の不公平感に関しては、報酬に差をつけて対応している施設がほとんどです。

　短時間勤務で当直や日直が免除されていると、緊急症例の経験を積めないためキャリア面は不安が残ります。家庭で話し合って土日

の日直や、月1回の当直をすることは経験を補うために有効です。

◆ 育児休業はどれくらい取れる？

　育児休業は育児・介護休業法で定められており、子どもが1歳になるまで父母問わずに原則1回取得できます。保育所に入所できない人は子どもが2歳になるまで育児休業の延長ができます。非常勤では同じ病院で1年以上勤務し、子どもが1歳以上になったときに雇用継続の見込みがある人が利用できます。

　育児休業は約6割の女性医師が取得し、半数以上が半年の取得です。短期間の取得が多いのは職場の雰囲気、交代医師の不足、キャリア面の不安、不十分な収入などが理由です。産前・産後休業や育児休業での交代医師派遣は現時点で4割程度しかありません。育児手当は基本給の約5〜7割をもらえますが、現状では無給での育児休業が4割以上です[3]。手当がもらえても医師は基本給が安いことが多く、十分な収入は期待できません。

◆ 保育所の現状と課題は何がある？

　仕事に復帰する際には預け先として保育所が必要です。6割以上の女性医師が、復帰に保育施設の有無が重要と意見しています（図2）[3]。定員や距離の問題で院内保育所が利用できない人は、地域の保育所を妊娠を意識したときから調べておくようにしましょう。

　院内保育所は女性勤務医の勤務先の7割に設置されています[3]。遅くまでの預かりでは通常勤務がしやすいのですが、院内保育所の終了時間は午後5時〜午後7時が7割で最多です（図3）[3]。24時間対応してくれるところに入所できれば当直復帰も検討できますが、まだ少数です。短時間勤務終了後は夜遅くまでの勤務になりがちなので、保育所の終了後に親やパートナーの協力、ベビーシッターの利用が必要です。

　保育所の問題は終了時間のほかにも、予定外保育や小学校就学児

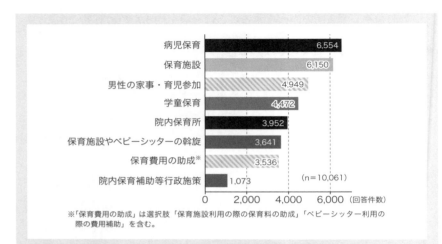

※「保育費用の助成」は選択肢「保育施設利用の際の保育料の助成」「ベビーシッター利用の際の費用補助」を含む。

図2　子育てに関して必要と思う支援（複数回答）
（文献3より引用）

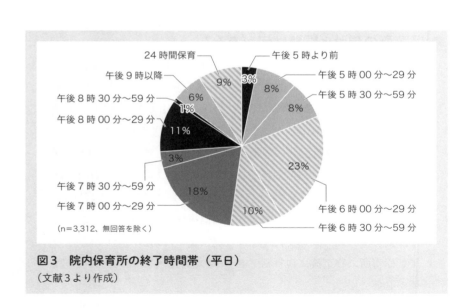

図3　院内保育所の終了時間帯（平日）
（文献3より作成）

への対応があります。予定外の保育が必要な場合、1/3の医師が欠勤しています[3]。残り2/3の預け先は親や親族が8割弱、ベビーシッターとパートナーが2割程度です。突発的な休みには現時点では親の協力や病児保育、ベビーシッターの確保が欠かせません。子どもの病気での欠勤を見越して、余分に有給休暇を付与する施設もあります。また、育児・介護休業法では子の看護休暇[※1]も定められています。

院内の病児保育は女性勤務医のいる施設の約4割にあります。親の始業時間に間に合うように、預け前診察を院内の小児科医が担うしくみなども採用されています。病児保育は年間100施設ほどの増加があるものの、利用率は35％とうまく活用できていないのが現状です。今後はIT化などでの有効活用を期待したいところです。

小学生になると帰宅時間が早まって、長時間の勤務がむしろ難しくなる「小1の壁」が知られています。学童保育は保育所よりも終了時間が早く（午後5時〜午後7時が約9割[4]）、利用しにくいという意見が多数です。そのため、短時間勤務期間の延長や院内学童保育の設置を交渉し、難しい場合には非常勤に変更せざるをえないのが現状です。

※1　子の看護休暇は、子どもが小学校就学前の場合、1年間で最大5日（2人以上は10日）、休みを取得できる制度。2020年現在、取得は1日または半日単位だが、2021年からは時間単位で取得できるようになる。有給か無給かは施設によって異なるので、就業規則を確認するとよい。

女性医師の活躍について
思うこと

> 「仕事と家庭の両立が難しいことを理由に休職や離職を選択する女性医師は、常勤医師で10％、非常勤医師で25％にも上り、医籍登録から10年を過ぎた頃に女性医師の就業率は最低値の73％をとる」[1]

　この報告は、女性医師の卵である私にとってショッキングな事実でした。現在（2019年）私は医学部5年生で、今年度からようやく病院実習がはじまったばかりです。これまで漠然と「医師は現場で働き続けるのが当然」と思っていましたし、医師になりたいという思いを胸に長い間勉強してきてもうすぐ夢が叶おうとしている今、医師をやめるという選択を迫られる未来は想像できませんでした。しかし、最近になって、現実は厳しいのかもしれないという不安も頭をよぎるようになりました。

　理由の一つは病院の中にあります。というのも、臨床実習がはじまって病院を見渡してみると、初期研修医/後期研修医より上の年代では女性の占める割合が一気に減る印象を受けたからです。もちろん学生の視点から詳細はわかりかねますが、目の当たりにした光景が事実として重くのしかかってくるのを感じています。実際に女性医師に話を伺ってみると、仕事と家庭の両立にはかなり苦労されているようでした。「以前のように手術をこなすのは難しくなったので、学生教育を中心にして働いている」「自宅近くの保育所がいっぱいで、遠くまで送り迎えをするのが大変」といった生の声を聞くと、仕事と家庭の両方を理想の形に近づけるのはほぼ不可能なのではないかという不安を覚えます。こうした雰囲気を感じたからか、周りの女子医学生のなかには、家庭との両立ができ

ないなら自分が仕事を辞めればよいと公言しはじめた人もいます。

　女性医師が結婚・出産・育児を経験する20〜30代は、医師のキャリアにとって最も重要な時期に重なります。スキルアップ・研究・昇進などのキャリアデザインにロスが生じる可能性を考えると、この時期の休職は避けたいという気持ちが湧いてきます。しかし、このジレンマを解消する方策を見つけるのは簡単ではないように感じます。例えば、ただ勤務時間の短縮や業務内容の軽減をするだけでは、その医師のスキルが十分でないと周囲や患者さんに迷惑がかかってしまいます。そうならないように、長時間勤務をしなくても医師としてのスキルアップを可能にする環境づくりが求められます。

　まず、職場の環境づくりとして、復職支援やフレックスタイムなどの制度を設けることは解決策の一つだと思います。事情があって人一倍は働けない医師も、これらの制度を利用すれば、プライベートに必要な時間を確保しつつ、キャリアをあきらめずに働けるようになるのではないでしょうか。ほかにも、託児所の設置は子育てとの両立には欠かせません。一般社会では待機児童の問題が広く認知されているにもかかわらず、病院に視界を移すと、職員用の託児所が設置されていないところがまだ多く存在することに驚きを覚えます。

　しかし、このように職場での環境が整えられたとしても、人間関係に軋轢があると問題が起きてしまう気がするので、必要になってくるのは相互理解です。プライベートな理由で通常と異なる働き方をしている医師がいるとき、身体的にも精神的にも周囲に負担がかかってしまう可能性があります。周囲が当人を理解しようとする姿勢をもつことはもちろん大切ですが、当人が周囲の労働状況や自分が必要とされているコミットの程度を理解することも同じように重要だと思います。相互理解を深めるためにも、パブリックの場でみんなの本音をさらけ出すような話し合いがなされたらよいのになと感じます。

　将来、私が自分の事情で仕事に使える時間が少なくなってしまうとき

が来るとしたら……。私は、それでも働き続けて、病院に迷惑をかけずに患者さんの役に立ちたいと思っています。だからこそ、いつも以上に「自分にしかできないことは何か」を考えて働きたいです。そのためにも、自分が責任をもって診ることのできる専門領域をもちたいと思っていますし、病棟の担当患者を減らす代わりに外来患者や初診患者を多く担当するなどして、周囲の人が気持ちよく働けるようにしたいです。昨今問題になっている医学部入試における女性差別のニュースからもわかるように、今の環境ではまだ、病院にとって女性医師の存在はお荷物な面もあるのかもしれません。そして、こうした状況に引け目を感じて働けていない女性医師も少なくないでしょう。しかし、私たちだって男性医師と同じように働き続けたい。そして、自分が世の中に貢献できていると実感したい。女性医師たちのもつ仕事への思いに対する理解が医療界全体で深まって、働きやすい環境づくりの土台ができていったら、やりがいをもって仕事を続けられると考えています。

杉野美緒

文献

1）「医師の勤務実態等について」（厚生労働省）（https://www.mhlw.go.jp/file/05-Shingikai-10801000-Iseikyoku-Soumuka/0000173612.pdf）、2017

4. 女性医師がやりがいをもち働き続けるための方法とは

　今まで紹介した制度は仕事を辞めないで継続するためのものでした。女性が育児をしながら仕事を続けるためには、辞めないだけでなく、やりがいをもち続けることも重要です。バリキャリ女性の離職理由は出産育児そのものではなくて、簡単な仕事しか任せられないことや、過度の配慮によるマミートラックでのやりがいの喪失が大きいともいわれています[5]。ここでは、やりがいのある仕事をするための、スキルやキャリアアップの方法をみていきましょう。

◆ 過度な配慮に注意し、やりたいことを伝える

　復帰時には周りはさまざまな配慮をしてくれるでしょう。しかし、過度な配慮では簡単な仕事ばかりとなり、やりがいをなくすことにつながります。これを避けるために**復帰後は出産前と仕事の質を変えずに量を減らします**。例えば外来や検査のコマ数を減らす、1日の手術件数を減らす方法があります。

　やりたいことを周りに伝えていく姿勢も重要です。週1回の手術執刀、研究や留学の希望、専門の認定医取得などの希望を上司に伝えていきましょう。女性はやりたいことを口に出すのが苦手ですが、**希望は言葉にしないと伝わりません**。短時間勤務や当直免除を利用していると希望をいうのは気が引けるかもしれませんが、日々できることを精一杯頑張っていれば意外と周りは応援してくれます。

◆ 専門をうまく選んでキャリアを積む

　どの科に進んでも、はじめの数年間は網羅的な診療技術を学ぶ時期があります。その後は診療科のなかでも興味のある分野（サブスペシャリティ）を選んで、より深く学んでいきます。自分の強みになる専門性があると、育児からの復帰や転職に有利です。病院にとって雇いたい人材になることで、条件交渉をしやすく働きやすい環境

を自らつくり出すことができます。

専門分野を選ぶ際にはやりたいことや興味のあることを優先しましょう。しかし、女性の家事・育児の負担が大きい現状では、**興味だけでなく、継続のしやすさを重視するのも一つの戦略**です。女性ができない科やサブスペシャリティはありませんが、仕事に費やす時間や体力が多いときは、家事・育児の家庭内分担やアウトソーシングが重要です。女性医師が少ない科やサブスペシャリティ[※2]では、一人前になるまでは大変ですが、その後はその分野で希少性を生かして働ける利点があります。

特に外科系では、育児中は緊急の呼び出しに対応しにくく執刀機会が減りがちです。しかし、技術を伸ばすために経験数は重要です。外科医として活躍する先輩の多くは、認定医の取得に必要な経験を積む環境や方法を、上司と相談してつくりあげています。働き続けるにはパートナーの協力も不可欠であり、家庭や職場に希望を話してすり合わせてください。

◆ キャリア・スキルアップを支援する制度を利用する

制度をうまく利用してキャリアやスキルアップをめざす方法を紹介します。

研究支援員制度

日本肝臓学会のアンケートでは77％の女性会員が基礎研究や臨床研究をしたいと希望しています[6]。育児中は研究に十分な時間がなかなか割けません。制度を利用してデータ整理などを研究支援員に依頼すれば、時間を有効に使えます。大学病院では研究支援員を医学生が行うことで、女性医師のロールモデルを見つけるきっかけになっています。

※2　専門科でいえば心臓血管外科、脳神経外科、泌尿器科、整形外科など、サブスペシャリティでいえば耳鼻咽喉科のなかの頭頸部外科など。

学会の支援体制

　新専門医制度では妊娠・出産による6ヵ月以内の休業であれば、研修期間の延長が不要です。専門医更新の期限延長は育児や介護でも認められるようになってきています。専門医取得や更新に参加が必要な学会や講習会も子連れで行きやすくなっており、総会では7割前後で託児所が完備されています。

復職支援

　一度離職すると自信不足や職場の見つけ方がわからないといった理由で、復帰の糸口が見つからないことがあります。各学会や病院、大学にて復職支援プログラムが実施されているので、ホームページを参照して問い合わせてみてください。東京女子医科大学の女性医療人キャリア形成センターにある女性医師再研修部門では復職相談を受け付けています。利用してみるとよいでしょう。

◆ ロールモデルから理想のライフキャリアプランをつくる

　ロールモデルがいると将来のビジョンやキャリアを描きやすくなるという利点があります。しかし、考え方や家族環境、働く環境などがすべて合致した一人のロールモデルを見つけることは至難の技です。一人に絞らず、キャリアやライフステージごとに複数のモデルを見つけ、自分だけのロールモデルをつくるとよいでしょう。

　各ロールモデルのお手本にしたい部分や惹かれた部分を洗い出してみると、自分のライフキャリアで大切にしたい価値観が明確になります。結婚や出産、研究や留学、はたまた趣味など人生での優先順位を明確にしておくと、悩んだときに立ち返りやすいものです。このときには世間の考える幸せではなく、自分で本当に大切にしたいことの見極めが重要です。達成したいこととともに期限を決めて、大まかなライフキャリアプランを立てることもお勧めです。

　ロールモデルに出会うには、幅広い勉強会や学会への積極的な参

加や、インターネットで情報収集をしてみてください。同じ境遇の子育て医師などをSNSで見つけられると、自分に必要な情報を効率よく得ることもできます。

5. 今後の女性医師のキャリア支援に必要なものとは

女性医師が子育てをしながら仕事を続け、キャリアやスキルアップする制度は以前に比べて整ってきました。しかし、通常勤務の医師との不公平感で肩身が狭い、医師と母親の責任の板挟みを感じる、という女性医師は少なくありません。背景には忙しい医療現場と日本社会に根強い社会的な性別役割分担や同調圧力があります。

課題1：忙しい医療現場

日本の医療現場は医師一人ひとりの負担が大きく、育児での勤務軽減といった多様性の働き方を快く受け入れるだけの余裕がありません。例えば、妊娠や育児で当直医の人数が減って、自分の当直回数が増えることを想像してみてください。妊娠・出産は喜ばしいと思いつつも、モヤっとしてしまうのではないでしょうか。今後は介護での勤務軽減を要する人も増えるため、どんな環境の医師でも働き続けられる体制への変化が必要です。詳細はここでは割愛しますが、医師の働き方改革ではいろいろな施策が予定されており、実行に期待したいところです。

課題2：社会的な性別役割分担と同調圧力

医師にかぎらず女性が家庭と仕事の両立に悩むもう一つの背景として「男は仕事、女は家庭」という性別社会的役割意識（ジェンダーロール）とそれを強いる同調圧力があります。世界経済フォーラム（WEF）の発表する男女格差を表すジェンダーギャップ指数で、日本は121位（153ヵ国中）と世界から大きく遅れています。医学部受

験で男性が優遇されたのは「男性は（女性が家事・育児をするから）たくさん働ける」という根底の偏見があったと考えられます。私たちは「男女平等」と教育されているものの、生まれてからの社会生活で無意識にジェンダーロールを身につけています。それは医学生も同様で、アンケートでは乳幼児の育児および家事（炊事・洗濯・掃除）を女性の役割と考える傾向にあります（**図4**）[1]。

　このようなジェンダーロールが潜在意識にあると、結婚相手も決まっていない段階から「まぼろしの赤ちゃん」を抱いて家庭と仕事の両立を考えて[7]、可能性が無限にあるはずのキャリアを無意識に

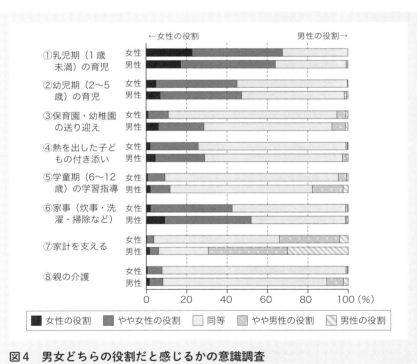

図4　男女どちらの役割だと感じるかの意識調査
（文献1より引用）

狭めてしまいます。

　このジェンダーロールを改善するために、社会として育児中の勤務環境の整備や、学会や大学の意思決定組織に女性を積極指名する取り組みが少しずつ行われています[8]。これらのしくみの見直しとともに、私たちそれぞれの考え方の見直しも必要です。

◆ 今までの固定的な価値観に気づき「当たり前」や「常識」を見直す

　ジェンダーロールの改善には職場環境、家事・育児支援などの環境の改善に加えて、**家庭や個人で今までの「当たり前」や「常識」を見直すことも重要**です。私たちが担っている男性や女性、父や母、そして医師などの社会的役割につけられた「○○ならこうすべき」という固定的な価値観を、今後も採用していくかを一つずつ見直してみてください。

　例えば「母親」は「子どものそばにいるべき」「愛情のこもった手料理をつくるべき」でしょうか。母親がいつもそばにいなくても手料理をつくらなくても、愛情をかけてくれる人がいて、子どもが元気に楽しく過ごせればよいのではないでしょうか。子どもに合う保育所やベビーシッターを探し、子どもが笑顔になれるような環境を整えることも愛情の一つといえるでしょう。接する時間が短いなら、一緒にいられるときに言葉や態度で愛情をたっぷりと注げばよいと思います。

　子どもがいない私がいうのもおこがましいのですが、どんなに考え抜いてよかれという方法で育てても子どもの不満はきっと起こります。手をかければ「過保護だった」、本人を尊重すれば「無関心だった」となりそうです。それなら子どもに愛情を注ぎつつ、親は仕事など自分の生きがいとなることをして、楽しく幸せに生きる姿をみせることが正解ではないかと思います。

　社会的役割は男性にもあり、仕事をするのが当たり前、弱みをみ

せるのは恥ずかしいなどの同調圧力があると思います。仕事より家庭を重んじたい男性や育児よりも仕事を優先する女性がいても本来はよいのです。男女ともに働きやすくするためには、**多様な価値観やスタイルを尊重できる社会**を長期的にめざすべきです。それぞれの価値観を大切にできる社会になれば、育児や介護、闘病中の医師も自分のできることを生かせると思うのです。

◆ 家庭のジェンダーロールを家事分担から見直す

ジェンダーロールが根強く残るのはやはり家庭です。育児中の短時間勤務や当直免除では、医師としての労働時間は短くなりますが、家事・育児の労働時間は減りません。診療時間と家事労働時間を合わせると、育児中の女性医師の労働時間は男性医師や子どものいない女性医師よりも長くなります（**図5**）[9]。

女性医師が家事・育児に追われていると、余裕がなくパートナーや子どもへの対応もイライラしがちです。家事・育児の軽減は時間

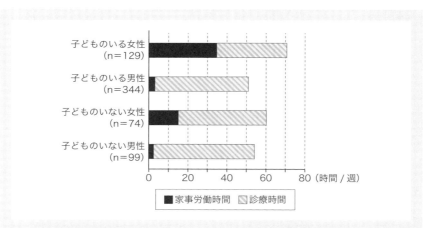

図5　子どもの有無で層化した週あたりの診療時間と家事労働時間
（文献9より引用）

や体力の余裕を生むだけでなく、心の余裕から家庭や仕事によい影響を与え、仕事上のチャンスに手を伸ばしやすくなります。

　家事を負担と感じている女性は、まずは分担について家庭で話し合ってみてください。お互いに忙しくて分担が難しい家庭も多いと思います。家庭内分担が難しければ、家事代行などの家事タスクを減らす解決策をパートナーとともに考えましょう。キャリアを伸ばしたい時期は重なることがほとんどです。お互いが理想のライフキャリアを実現できるように、話し合いのなかから**家庭ごとの正解**を見つけてください。

　乾燥機つき洗濯機、食洗機、ロボット型掃除機、自動調理鍋などの電化製品や、食材配達の利用は時短に有効です。しかし育児が加わると家事タスクは急激に増加します。家庭内リソースが足りているかを検討するために、産休育休中に復帰後を想定して、朝と夜のみに家事をしてみてください。リソースが不足するのであれば家事代行の出番かもしれません。週に2回家事全般、毎週末に掃除と料理のつくり置き、好きな家事は家庭でやりつつ隔週で水回り掃除、などのように、各家庭に合わせた利用ができます。ちなみに私は定期的な水回り清掃をお願いしています。自分で行うより効率よくきれいになり、時間も有意義に使えます。

　育児ではベビーシッター、ファミリーサポート、一時預かり（保育ママなど）等を利用すると、家庭内リソースを増やすことができます。お願いするときは早めの情報収集や面接で、余裕をもって信頼できる人を選びましょう。お勧めはベビーシッターです。初回は在宅で利用して子どもへの対応や相性を確認すると安心です。カンファレンスや手術で遅くなる日のお迎えや夕食、講習会などの預かりに利用できるほか、パートナーと2人だけの食事もよい息抜きです。

　家事・育児を家庭内で完結することが「常識」と考えていると、

アウトソーシングに踏み切れないかもしれません。私個人の考えですが、これからは個々の得意なことを生かして、共生していく時代です。割り切って**家事・育児は得意なプロに任せ**、みなさんの得意で興味のある医療や医学、やりたいことにリソースを割いたほうが社会全体としてプラスになり、個人の人生も豊かになると思います。

◆ 広い視野でキャリアを考える

　今後のキャリアは現在の診療科や環境からの延長線上に考えてしまいがちですが、**広い視点をもつことで選択肢は増えます**。育児中は以前より役立てない自分を否定しがちです。しかし、臨床だけがキャリアではなく、専門医や留学、大学の役職だけがキャリアアップとはかぎりません。

　臨床にかぎらず医療という大きな枠組みで、自分を生かしていくような働き方を選択することもできます。例えば、産業医として働く人の健康を支えることや、製薬会社などの事業会社や行政で働いて役立つこともできます。臨床だけにとどまらず個々の価値観に合った働き方で、社会に役立っていくことが能力を発揮できる働き方だと思います。詳しくは総論編2章やキャリアストーリー編を参考にしてください。

6. キャリアを歩んでいくうえでの考え方

　女性医師が働きやすい環境が整ってきているとはいえ、忙しい医療現場やジェンダーロールなど解決すべきことはまだあります。もう少し働きやすかったら、もっと幅広い選択肢からキャリアを選んで女性医師の能力を発揮できるのかもしれません。とはいえ、私たちのキャリアは進んでいきます。社会が変わるのを待っていてもしかたありません。自分の人生を動かせるのは自分だけです。

現実的にはライフキャリアプランを描きつつ、挙児希望があれば年齢も考慮して出産し、現行制度を利用しながらキャリアを積んでいくことになります。そのなかでも周囲の協力や家事代行など外部リソースを頼りながら時間と体力に余裕をつくって、育児中だからと遠慮せずに、自分に限界を設けずにやりたいことをやっていく人が増えたら嬉しいです。その過程は楽しいことばかりではないかもしれません。そんなときにうまく乗り切る方法や考え方を紹介します。

◆ 落ち込んだときの乗り切り方

育児中は以前や周りと比べて、役立てていないことに負い目を感じるかもしれません。そんなときはできていることに目を向けてください。女性は自信をもつのが難しく、自分を褒めることが苦手な人が多くいます。医師の仕事が前よりできなくても、育児や家事をしている時点で十分すばらしいです。**自分を褒めてあげてください**。

「人に迷惑をかけないように」と育てられると、人に頼ることが苦手になりがちです。また努力で乗り切ってきた経験から、家事・育児・仕事の両立も効率的にやればできると思いがちです。しかし、自分のリソースだけでは限界があるので、**パートナーや職場の人に頼ってください**。その代わり感謝の気持ちをちゃんと言葉で伝え、自分ができることや役立てそうなことは積極的に行う姿勢は大事です。

人に頼るのが苦手な人は、どんな自分でも受け入れてくれる人を一人でもつくりましょう。できること（Doing）でなくて、ただいること（Being）を認めてくれる人が大事です。安心できる相手に、ちゃんとしてない自分を少しずつ出して、受け入れてもらうことをくり返して、ありのままの自分でいられる場をつくります。そうすれば周りへ頼る心理的ハードルが下がります。自分にできないことがあっても隠さなくて大丈夫です。人は長所で尊敬されて、短所で愛されるものです。

献身的であるゆえ、つい子どもやパートナー、患者さんを優先しがちですが、自分も大事にしてください。**自分が幸せでないときに周りを幸せにすることは難しい**ものです。自分を幸せにできることを一覧にあげておきましょう。ケーキを食べる、湯船に浸かるなど、簡単にできるものがお勧めです。身体が疲れると精神的にも落ち込みがちになるので、一覧から選んで行い、心と身体を回復させてください。

◆ 自分のキャリアを肯定する方法

これからうまくいかないこともたくさん経験すると思いますが、その出来事を肯定できるか否定するかは自分次第です。私にとっての離婚は、人生最悪の出来事から、今ではライフキャリアの転換をもたらした良いことになりました。**出来事は変わらなくても、解釈はその後の行動でいくらでも変えることができます**。

章の冒頭で総合診療科からの進路を悩んだ私は、父の医院を継承すべく耳鼻咽喉科に転科しました。医院であれば仕事と家事・育児の両立が可能だと思ったからです。結婚後は開業も考えてキャリアの幅を無意識に狭めていました。離婚後はもっと自由に人生の選択をできることを思い出し、興味に従って挑戦してきました。指導医に恵まれて頭頸部外科の手術経験を積み、挑戦したかった海外医療ボランティアでの手術に参加、がん診療で感じた課題解決のために臨床医の枠を超え、メドレー社やbouncy（動画メディア）での医療情報発信などをしてきました。自分の経験から女性医師向けの勉強会や交流会の主催といったライフキャリア支援も細々としてきました。病院外に目を向けるなかで他業種の方々と出会い、さまざまな視点からの考え方を学ぶことができました。今後は医院を継承しますが、結婚時に描いた安定のための継承という印象はありません。社会に役立てるよう医院を運営しつつ、引き続き私もいろいろなことに挑戦していきます。

これから、みなさんも出産育児や転職などキャリアの分岐点で悩むことも多いでしょう。でも、知恵を絞っても決められないことはどちらを選んでも正解です。選んだほうを正解にするように生き、違ったと思ったら戻ればよいのです。そうやって歩み、振り返ったときに肯定できるような、納得感のあるライフキャリアを歩んでいける人が増えたら嬉しいです。

　医師の就業率が半分になるのは70代後半[10]。育児で約10年のペースダウンがあっても、残りの医師人生はまだまだ長いです。これから先の時代は少子高齢化やテクノロジーの進化で医療を取り巻く環境が急速に変わっていくでしょう。自分の仕事にやりがいをもって、プライベートとバランスをとりつつ、楽しく一緒に医師人生を歩んでいきましょう。

文献

1) 「女性医師の多様な働き方を支援する」（日本医師会女性医師支援センター）、2013
2) 米本倉基：海外における女性医師の現状。病院、72：435-440、2013
3) 「女性医師の勤務環境の現況に関する調査報告書」（日本医師会男女共同参画委員会、日本医師会女性医師支援センター）、2017
4) 「放課後児童クラブ関係資料」（厚生労働省）（https://www.mhlw.go.jp/file/05-Shingikai-12601000-Seisakutoukatsukan-Sanjikanshitsu_Shakaihoshoutantou/0000192611.pdf）、2018
5) 「「育休世代」のジレンマ―女性活用はなぜ失敗するのか?」（中野円佳/著）、光文社、2014
6) 土谷　薫、他：男女共同参画委員会より 日本肝臓学会男女共同参画委員会アンケート調査報告。肝臓、57：194-200、2016
7) 「LEAN IN（リーン・イン）女性、仕事、リーダーへの意欲」（シェリル・サンドバーグ/著　川本裕子/序文　村井章子/訳）、日本経済新聞出版社、2013
8) 「平成31年度 女性医師支援に関するアンケート調査（大学医学部版）」（日本医師会女性医師支援センター）（https://www.med.or.jp/joseiishi/files/1904su/daigaku_kekka.pdf）
9) 安川康介：医師における性別役割分担―診療時間と家事労働時間の男女比。医学教育、43：315-319、2012
10) 「医師の需給推計について」（厚生労働省）（https://www.mhlw.go.jp/file/05-Shingikai-10801000-Iseikyoku-Soumuka/0000203368.pdf）、2018

おわりに

　最後まで読んでみてどうお感じになったでしょうか？ 参考になったという人（ありがとうございます）もいれば、自分の抱えている悩みはそんなにすぐに解決できるものではないという人もいることでしょう。

　でもきっと読んだことで変わった部分があると思います。こんな夢をもちたいと思った、先輩の苦悩した過去を読んで自分の背中を押してもらった、などでしょうか。もし、いま何かが変わったという実感がなかったとしたら、もうすでに強い気持ちが湧き上がっているのかもしれません。それであればその気持ちを大事にしてください。

　この本は「今のあなた」だけに有効なものではないと思っています。これからもみなさんには、さまざまなことに挑戦していろいろな壁にぶつかる未来が待っています。いつか困ったらこの本を読み返してみてください。「なんだ先輩もずいぶんと小さなことに悩んでいたんじゃないか」と勇気をもらえることでしょう。

　この本は自分の専売特許に近い部分に言及する内容に特徴がありますが、ある意味自分の弱い部分をさらけ出すという、書き手にとってはハードルの高いものでした。こんな無謀で我儘な僕のお誘いを快諾して執筆してくださった医師の方々には大いに感謝いたします。また、羊土社の方々には企画構成から編集まで尽力していただきました。この場を借りて感謝の意を述べさせてください。

　みなさんに勇気を差し上げることができたらと思っております。未来の医療を担う先生方の力がいかんなく発揮される世の中にしていきましょう。

園田　唯

編者プロフィール

園田　唯

オンライン医療事典 MEDLEY 医療監修。日本内科学会総合内科専門医。日本呼吸器学会専門医。

東京大学で医療統計や精神保健に興味をもち研究の道を進むも、とある出来事をきっかけに臨床医になるべく千葉大学医学部へ進学。その後、河北総合病院の臨床研修を経て、日本赤十字社医療センター呼吸器内科、静岡県立静岡がんセンター感染症内科で研鑽を積む。臨床現場に潜在する課題を感じていたところに医療事典 MEDLEY プロジェクトへの誘いがあり、意義に共鳴して医療現場の外から医療の質の向上を試みることを決断。現在は医師の働き方や医療機関のより良いあり方を模索しつつ、企業と医療現場の両方で有意義な時間を過ごしている。

医師免許取得後の　自分を輝かせる働き方（キャリア）
15のキャリアストーリーからみえる、しなやかな医師人生のヒント

2020 年 9 月 1 日　第 1 刷発行	編　集	園田　唯
	発行人	一戸裕子
	発行所	株式会社 羊 土 社
		〒101-0052
		東京都千代田区神田小川町 2-5-1
		TEL　　03（5282）1211
		FAX　　03（5282）1212
		E-mail　eigyo@yodosha.co.jp
		URL　　www.yodosha.co.jp/
© YODOSHA CO., LTD. 2020	装　幀	中村勝紀（TOKYO LAND）
Printed in Japan	本文イラスト	広野りお
ISBN978-4-7581-1879-8	印刷所	日経印刷株式会社